新訂 やさしい生理

帝京大学医学部名誉教授 **石橋治雄**
いしばし はるお

国際医療福祉大学基礎医学センター **小室正人** 著
こむろ まさと

新宿鍼灸柔整専門学校 **五十里良生**
いかり よしお

●編集協力

井上良太
いのうえ りょうた

遠藤好美
えんどう よしみ

奥住知子
おくずみ ともこ

斎藤美保
さいとう みほ

Physiology

医歯薬出版株式会社

まえがき

　人体の極めて複雑な生命活動を学ぶためには，形態（解剖学）と機能（生理）とを結びつけて理解するのが最も望ましい．そこで，形態と機能を理解するために必要と考えられる働きや仕組みについて，生理的な面からまとめたものが本書である．本書により，生理学を能率的に整理・理解して，人体の構造を考えていただければ幸いである．

　本書は「知識のまとめ　やさしい生理」として1987年に伊東一郎先生と共著で上梓し，増補・修正をしながら20年有余にわたって，看護師，理学・作業療法士，言語聴覚士，柔道整復師，あん摩マッサージ指圧師，鍼灸師，管理栄養士など医療関係の道を目指す学生諸氏に利用されてきた．この間，国家試験のガイドラインが設けられ，かつその改訂も行われた．当然ながら医学の進歩，社会の変化もあり，これらの経緯から，このたび，小室正人・五十里良生両先生のご協力を得て，抜本的な改訂を行った．

　本書は簡潔に記述を行ったため，難解にならないよう，また記述に誤りが生じないよう努めた．今後もご批判やご助言をいただきながら，本書名にふさわしい「やさしい生理」となるようブラッシュアップを重ねていきたい．

2011年9月

著者を代表して
石橋治雄

新訂 やさしい生理 Contents

CHAPTER 1 総論

- **A** 人体を構成する要素 ……… 1
- **B** ホメオスタシス ……… 1
- **C** バイオリズム（生体リズム） ……… 1
  - 概日リズム ……… 2
  - 生理現象と周期 ……… 2
- **D** 細胞の構造と機能 ……… 2
  - 細胞膜の機能 ……… 2
  - 細胞内小器官 ……… 3
- **E** 生体の化学的基礎 ……… 3
  - 代　謝 ……… 3
  - 物質の移動 ……… 4
  - エンドサイトーシスと
    エクソサイトーシス ……… 5
- **F** 体液の区分と組成 ……… 5
  - 区分と水バランス ……… 6
  - 体液のイオン組成 ……… 6
  - 体液の酸塩基平衡 ……… 7
  - 体液の浸透圧 ……… 7
- 演習問題 ……… 8

CHAPTER 2 血液

- **A** 成　分 ……… 9
  - 血漿と血清 ……… 9
  - 血漿蛋白質 ……… 10
  - 血　球 ……… 10
- **B** 赤血球 ……… 10
  - ヘモグロビン生成と造血 ……… 10
  - 分解とビリルビン代謝 ……… 11
  - 酸素解離曲線 ……… 12
  - 二酸化炭素の運搬 ……… 12
- **C** 白血球 ……… 12
  - 生体防御の分類 ……… 12
  - 細胞性免疫と液性免疫 ……… 13
  - アレルギー ……… 13
- **D** 血小板 ……… 13
- **E** 血液凝固 ……… 14
  - 血小板による一次止血 ……… 14
  - 凝固系による二次止血 ……… 14
  - 線維素溶解系 ……… 15
- **F** 血液型 ……… 15
- 演習問題 ……… 16

CHAPTER 3 循環

- **A** 心　臓 ……… 17
  - 構　造 ……… 17
  - 心臓のポンプ機能 ……… 18
  - 心筋の性質 ……… 18
  - 心周期と心音 ……… 19
  - 心電図 ……… 20
- **B** 血　管 ……… 20
  - 構造と働き ……… 20
  - 血　圧 ……… 21
- **C** リンパ管 ……… 22

Ⓓ 循環の調節 ･･････････････ 22
　神経性調節 ･･････････････････ 22
　ホルモン性調節 ･･････････････ 24
　局所性調節 ･･････････････････ 24
Ⓔ 局所の循環 ･･････････････ 25
演習問題 ････････････････････ 26

CHAPTER 4　呼吸

Ⓐ 呼吸器 ･････････････････････ 27
　呼吸器の機能的構造 ･･････････ 27
　外呼吸と内呼吸 ･･････････････ 27
Ⓑ 換気（呼吸運動）とその仕組み ･･ 27
　吸息と呼息 ･･････････････････ 28
　呼吸と胸膜腔内圧，
　　肺胞内圧の変化 ･･････････ 29
　換気量と残気量 ･･････････････ 29
　肺胞換気量と死腔 ････････････ 30
　呼吸のための仕事 ････････････ 31
Ⓒ ガス交換とガス運搬 ････････ 31
　肺でのガス交換 ･･････････････ 31
　酸素分圧，二酸化炭素分圧の
　　体内での変化 ････････････ 31
　酸素の運搬 ･･････････････････ 32
　二酸化炭素の運搬 ････････････ 33
　呼吸と酸塩基平衡 ････････････ 33
Ⓓ 呼吸調節 ･･････････････････ 33
　呼吸中枢 ････････････････････ 34
　呼吸運動の機械受容器反射 ････ 34
　呼吸運動の化学反射 ･･････････ 34
　呼吸運動の随意性 ････････････ 34
Ⓔ 呼吸の異常 ････････････････ 35
　呼吸数と呼吸深度の変化 ･･････ 35
　周期性呼吸 ･･････････････････ 35
演習問題 ････････････････････ 36

CHAPTER 5　栄養と代謝

Ⓐ 栄養素 ･････････････････････ 37
　栄養素の種類と働き ･･････････ 37
　糖質（炭水化物） ････････････ 37
　蛋白質 ･･････････････････････ 38
　脂　質 ･･････････････････････ 39
　無機質 ･･････････････････････ 39
　ビタミン類 ･･････････････････ 39
　水　　 ･･････････････････････ 40
Ⓑ エネルギー代謝の基礎 ･･････ 41
　エネルギー代謝の概念 ････････ 41
　ATP の構造と働き ･･････････ 41
　嫌気的代謝 ･･････････････････ 41
　好気的代謝 ･･････････････････ 43
Ⓒ 栄養素の代謝 ･･････････････ 43
　糖質の代謝 ･･････････････････ 43
　蛋白質の代謝 ････････････････ 44
　脂質の代謝 ･･････････････････ 44
　空腹期と満腹期（吸収期）
　　の代謝 ････････････････････ 44
Ⓓ 食物と栄養 ････････････････ 45
　三大栄養素の生理的燃焼値 ････ 45
　基礎代謝 ････････････････････ 46
　特異動的作用 ････････････････ 46
演習問題 ････････････････････ 47

CHAPTER 6　消化と吸収

Ⓐ 消化器の働き ･･････････ 48
　役　割 ･･････････ 48
　構　成 ･･････････ 48
　神経支配 ･･････････ 48
Ⓑ 消化管の運動 ･･････････ 49
　運動とその調節 ･･････････ 49
Ⓒ 消化液の分泌機序 ･･････････ 52
　神経性機序と体液性機序 ･･････ 52
Ⓓ 消　化 ･･････････ 54
　消化酵素 ･･････････ 54
　糖質の消化 ･･････････ 56
　蛋白質の消化 ･･････････ 56
　脂質の消化 ･･････････ 56
Ⓔ 吸　収 ･･････････ 56
　糖質の吸収 ･･････････ 57
　蛋白質の吸収 ･･････････ 57
　脂質の吸収 ･･････････ 57
　その他の物質の吸収 ･･････････ 57
Ⓕ 消化管ホルモン ･･････････ 58
　特　徴 ･･････････ 58
　分泌調節と作用 ･･････････ 58
Ⓖ 肝臓と胆道 ･･････････ 59
　構　造 ･･････････ 59
　肝臓の働き ･･････････ 59
　胆汁の組成と働き ･･････････ 60
演習問題 ･･････････ 61

CHAPTER 7　体温とその調節

Ⓐ 体　温 ･･････････ 62
　体温の体部位差と変動 ･･････ 62
　体温の測定 ･･････････ 62
　体温の生理的変動 ･･････････ 62
Ⓑ 体熱の産生 ･･････････ 63
　熱産生の仕組み ･･････････ 63
Ⓒ 熱放散 ･･････････ 63
　熱放散の仕組み ･･････････ 63
　汗腺と発汗 ･･････････ 64
　発汗の種類 ･･････････ 64
Ⓓ 体温調節中枢 ･･････････ 65
　温度受容器 ･･････････ 65
　体温中枢 ･･････････ 66
　体温調節反応 ･･････････ 66
Ⓔ うつ熱と発熱 ･･････････ 66
Ⓕ 気候馴化 ･･････････ 67
演習問題 ･･････････ 68

CHAPTER 8　尿の生成と排泄

Ⓐ 腎　臓 ･･････････ 69
　腎臓の働き ･･････････ 69
　腎臓の機能的構造 ･･････････ 69
　腎血管系 ･･････････ 70
　腎血流量の調節 ･･････････ 70
Ⓑ 尿の生成 ･･････････ 70
　尿生成の機能的単位 ･･････････ 70
　糸球体ろ過の仕組み ･･････････ 71
　尿細管での再吸収 ･･････････ 71
　尿細管での分泌 ･･････････ 73
　腎機能評価とクリアランス ･･･ 73
　尿の成分 ･･････････ 73
Ⓒ 腎臓による体液調節 ･･････ 74
　細胞外液浸透圧の調節 ･･････ 74
　Na^+濃度の調節と体液量 ･･････ 74
　酸塩基平衡の調節 ･･････････ 75

❶ 蓄尿と排尿 ………………… 75	排　尿 ………………… 75
蓄　尿 ………………… 75	**演習問題** ………………… 77

CHAPTER 9　内分泌

- ❶ 内分泌腺 ………………… 78
- ❷ ホルモンの一般的性質 ……… 78
  - 化学構造による分類 ……… 78
  - 分泌調節 ………………… 78
- ❸ ホルモンの種類と作用 ……… 79
  - 視床下部のホルモン ……… 79
  - 下垂体のホルモン ………… 81
  - 甲状腺のホルモン（甲状腺ホルモンとカルシトニン）……… 81
  - 副甲状腺のホルモン ……… 81
  - 副腎皮質のホルモン ……… 82
  - 副腎髄質のホルモン ……… 82
  - 膵臓のホルモン …………… 83
  - 精巣のホルモン …………… 83
  - 卵巣のホルモン …………… 83
  - その他のホルモン ………… 84
- **演習問題** ………………… 85

CHAPTER 10　骨の生理とカルシウム代謝

- ❶ 骨の構造と機能 ……………… 86
  - 骨の機能 ………………… 86
  - 骨の構造 ………………… 86
  - 骨の細胞 ………………… 87
  - 骨の化学的組成 …………… 87
- ❷ 骨の形成・成長・改変 ……… 87
  - 骨の形成 ………………… 87
  - 骨の成長 ………………… 88
  - 骨の改変 ………………… 88
- ❸ カルシウム代謝と調節ホルモン ……… 88
  - カルシウム代謝 …………… 88
  - 血漿カルシウム …………… 88
  - ビタミン D_3 ……………… 89
  - 上皮小体ホルモン（パラソルモン：PTH）…… 90
  - カルシトニン ……………… 90
- ❹ カルシウム代謝異常と骨の病気 … 91
  - 骨粗鬆症 ………………… 91
  - くる病，骨軟化症 ………… 91
  - 骨の遺伝病 ……………… 91
- **演習問題** ………………… 92

CHAPTER 11　神経

- ❶ 神経系の分類 ………………… 93
- ❷ 神経組織 ……………………… 93
  - 神経細胞 ………………… 93
  - 変性と再生 ……………… 94
- ❸ ニューロン …………………… 94
- ❹ 興奮と伝導 …………………… 94
  - 活動電位 ………………… 94
  - 活動電位の伝導 …………… 95
  - 活動電位の特徴 …………… 96
  - 興奮伝導の原則 …………… 96
- ❺ 神経線維 ……………………… 97
  - 神経線維の分類 …………… 97
  - 求心性（感覚性）神経線維の分類 ……… 97
- ❻ シナプス ……………………… 98
  - シナプス伝達 ……………… 98

興奮伝達物質 ･･･････････ 99
反射とシナプス ･･･････････ 99
ニューロンの回路 ･･･････ 100
Ⓖ 神経線維と伝導速度 ･･･････ 100
神経線維と付属物 ･･･････ 100
神経線維とその性質 ･･･････ 100
Ⓗ 末梢神経 ･･･････････ 100
末梢神経の分類 ･･･････ 100
自律神経系 ･･･････････ 101
自律神経系の特徴と機能 ･････ 101
自律神経の支配様式 ･･･････ 101
自律神経系の化学伝達物質 ･･･ 102
Ⓘ 中枢神経 ･･･････････ 102
中枢神経系の分類 ･･･････ 102
中枢神経系の機能 ･･･････ 103
脊髄反射 ･･･････････ 103
体性反射 ･･･････････ 103
自律神経反射 ･･･････････ 104

Ⓙ 脳 ･･････････････ 104
脳　幹 ･･････････････ 104
延　髄 ･･････････････ 104
橋　 ････････････････ 105
小　脳 ･･････････････ 106
中　脳 ･･････････････ 106
間　脳 ･･････････････ 107
終　脳 ･･････････････ 108
大脳辺縁系 ･･･････････ 109
大脳基底核 ･･･････････ 110
Ⓚ 高次中枢 ･･･････････ 110
脳　波 ･･････････････ 110
覚醒・睡眠 ･･･････････ 111
学習・記憶 ･･･････････ 111
条件反射 ･･･････････ 112
Ⓛ 脳脊髄液 ･･･････････ 112
演習問題 ･･･････････ 114

CHAPTER 12　筋肉の機能

Ⓐ 骨格筋 ･･･････････ 115
骨格筋の種類 ･･･････ 115
骨格筋の構造 ･･･････ 116
筋節の構造 ･･･････ 116
Ⓑ 骨格筋の収縮 ･･･････ 117
筋収縮の仕組み ･･･････ 117
筋細胞膜の興奮 ･･･････ 118
骨格筋の収縮の仕方 ･･･････ 118
筋の長さと張力の関係 ･･･････ 119
筋収縮のエネルギー ･･･････ 119

筋収縮による熱の発生 ･･･････ 119
筋電図 ･･････････････ 120
Ⓒ 平滑筋 ･･･････････ 120
筋線維の特徴と収縮の特徴 ･･･ 120
平滑筋の種類と特徴 ･･･････ 121
Ⓓ 心　筋 ･･･････････ 121
機能的構造 ･･･････････ 121
電気的性質 ･･･････････ 121
収縮の様式 ･･･････････ 122
演習問題 ･･･････････ 123

CHAPTER 13　感覚の生理

Ⓐ 感覚の特性 ･･･････ 124
感覚器の構成と機能 ･･･････ 124
感覚受容器，感覚神経，
　感覚中枢 ･･･････････ 124

感覚の順応 ･･･････････ 124
感覚の種類 ･･･････････ 125
Ⓑ 視　覚 ･･･････････ 125
視覚器の構造と機能 ･･･････ 125

網膜の視細胞 ･････････････126
　　光の屈折と調節 ･･･････････126
　　瞳孔反射 ･････････････････127
　　色の感覚 ･････････････････127
　　順　応 ･･･････････････････127
　　視覚の伝導路 ･････････････127
　ⓒ 聴　覚 ･･･････････････････128
　　聴覚器の構成と機能 ･･･････128
　　外耳と中耳 ･･･････････････128
　　内　耳 ･･･････････････････129
　　聴覚の伝導路 ･････････････130
　ⓓ 平衡感覚 ･････････････････130
　　前庭の構成と機能 ･････････130
　　前庭感覚の受容器 ･････････131
　　前庭感覚の伝導路 ･････････131
　ⓔ 味　覚 ･･･････････････････132
　　味覚器の構成と機能 ･･･････132
　　味覚の受容器 ･････････････132
　　味覚物質 ･････････････････132

　　味覚の伝導路 ･････････････132
　ⓕ 嗅　覚 ･･･････････････････133
　　嗅覚器の構成と機能 ･･･････133
　　嗅覚の受容器 ･････････････133
　　嗅覚の伝導路 ･････････････133
　ⓖ 皮膚感覚 ･････････････････133
　　皮膚感覚の種類 ･･･････････133
　　皮膚感覚の受容器の種類と分布
　　　････････････････････････134
　　皮膚感覚の伝導路 ･････････135
　ⓗ 深部感覚 ･････････････････136
　　深部感覚の受容器 ･････････136
　　深部感覚の伝導路 ･････････136
　ⓘ 内臓感覚 ･････････････････137
　　臓器感覚 ･････････････････137
　　内臓痛覚 ･････････････････137
　　関連痛 ･･･････････････････137
演習問題 ･･･････････････････････138

CHAPTER 14　生　殖

ⓐ 染色体 ･･･････････････････140
　遺伝と染色体 ･･･････････････140
ⓑ 性分化 ･･･････････････････141
　生殖腺・副生殖器の性分化 ･･･141
　思春期における身体の性差 ･･･142
ⓒ 男性生殖器 ･･･････････････142
　構　成 ･････････････････････142
　精子形成 ･･･････････････････142
　勃起と射精 ･････････････････142
ⓓ 女性生殖器 ･･･････････････143

　構　成 ･････････････････････143
　卵巣と卵子形成 ･････････････143
　性周期 ･････････････････････143
ⓔ 妊娠と分娩 ･･･････････････145
　受精，着床 ･････････････････145
　胎　盤 ･････････････････････145
　分　娩 ･････････････････････145
　乳汁分泌 ･･･････････････････145
演習問題 ･･･････････････････････146

CHAPTER 15　生体の防御機構

ⓐ 防御機構と免疫 ･･･････････147
　抗　原 ･････････････････････147
　自己と非自己の識別 ･････････147

ⓑ 免疫系の構成 ･････････････147
　体表のバリアと体内の
　　免疫システム ･･･････････147

細　胞 ……………………147	**Ⓓ 炎症とアレルギー** …………149
抗　体 ……………………148	炎　症 ……………………149
Ⓒ 免疫反応の分類 ……………148	アレルギー ………………149
自然免疫と獲得免疫 …………148	自己免疫疾患 ……………149
液性免疫と細胞性免疫 ………148	**演習問題** ……………………150

　解　答 ……………………………………………151
　索　引 ……………………………………………157

CHAPTER 1
総論

A 人体を構成する要素

　人体には60兆の細胞があり，同一の機能や形態をもった細胞は集まって組織をつくる．器官（心臓，脳，胃，肝臓，腎臓など）は2種類以上の組織の集合体からできている．これらの構成要素が調和のとれた活動をすることにより，生命を維持している．

B ホメオスタシス

内部環境：生体を構成する細胞のほとんどは細胞外液の中で生きている．生体を外面から包む外部環境（生態学的環境）に対し，この細胞外液（組織液，血漿，リンパ液）を内部環境という．

ホメオスタシス：内部環境が大きく変動すると，細胞や器官は正常な活動ができない．このため，内部環境（温度，浸透圧，pH，イオン組成，血圧，血糖値など）の状態が一定に保たれている（内部環境の恒常性）．これをホメオスタシスという．

フィードバック調節：血圧や血糖値の調節を例にとると，血圧が上昇するとその情報は脳に伝えられ，自律神経の働きにより血圧が下降し安定する．また，血糖値が上昇すると，高血糖は膵臓のホルモン（インスリン）分泌を促して血糖値を下げる．このように，内部環境の変動を感知し，変動を一定の範囲に戻す作用（フィードバック調節）が働いて，ホメオスタシスが維持される．先にあげた例のように，ある変化（血圧の上昇，血糖値の上昇）が起こったとき，その変化を弱めるような作用を負のフィードバックといい，変化をより強くするような作用を正のフィードバックという．

C バイオリズム（生体リズム）

　生物は一日の昼夜，一年の季節変化のなかで暮らしている．これら外部環境の周期的変化（リズム）は，生物の体内に外部環境と独立したバイオリズム（生体リズム）として反映されている．

概日リズム

ヒトは，昼夜の区別のつかない部屋で暮らしても，およそ24時間の周期で睡眠と覚醒を繰り返す．この体内にある24時間のリズムを概日リズム（日周期リズム）という．概日リズムをつくりだす体内時計は視床下部の視交叉上核にある．睡眠−覚醒のほかに以下の概日リズムがある．

体温：早朝の睡眠中が最も低く，その後，次第に上昇し，夕方に最高値に達する．
心拍数と血圧：日中高く，夜，睡眠中に低くなる．
ホルモン分泌：副腎皮質ホルモン，副腎髄質ホルモン，メラトニンの分泌に日周期リズムがみられる．

生理現象と周期

概日リズムより長いリズムが存在する．女性では約28日の性周期があり，ホルモンの分泌や体温の変動を伴う（7章，14章参照）．季節のリズムもみられる．基礎代謝は冬に亢進し，夏には低下する．

D 細胞の構造と機能

細胞の表面は細胞膜で被われている．細胞内は細胞質と核が区別される．

細胞膜の機能

細胞膜は細胞の外と内を区別している．細胞膜はリン脂質を主成分とする脂質二重層でできており，その中に膜蛋白質が散在する（図1-1）．

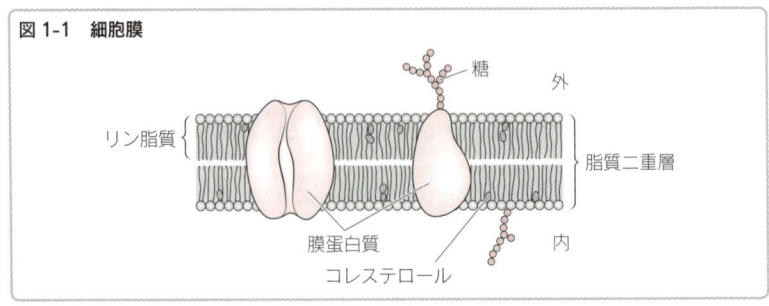

図1-1　細胞膜

表 1-1　細胞内小器官の種類と機能

種　類	機　能
核	DNA（遺伝子）を含む．DNA 合成，RNA 合成．
ミトコンドリア	ATP の合成．少量の DNA を含む．
リボソーム	蛋白質の合成．
リソソーム	加水分解酵素を含む．細胞内消化．
ゴルジ装置	分泌顆粒やリソソームの形成．糖鎖の付加．
粗面小胞体	リボソームを結合した袋状の構造．このリボソームで合成された蛋白質は主にゴルジ装置に運ばれ分泌される．
滑面小胞体	細胞により多様な機能をもつ．ステロイド合成，解毒，カルシウムの貯蔵など．
中心小体	紡錘体形成にかかわる．細胞分裂において重要な役割を果たす．

　脂質二重層は，水，酸素，二酸化炭素を通す．一方，イオン，アミノ酸，グルコースは，膜蛋白質を通過する．イオンはイオンチャネルという膜蛋白質を通過し，選択的透過性をもつ．膜蛋白質には，このように物質の通過を調節するほか，受容体（レセプター）として，細胞外の情報（ホルモンや神経伝達物質など）を受け取る役割がある．

細胞内小器官

　細胞内には，細胞内小器官という構造が存在する．多くの細胞内小器官は，膜で囲まれており，独自の環境の中でその機能を担っている（**表 1-1**）．

𝓔 生体の化学的基礎

代　謝

異化と同化：細胞は栄養素を取り入れ，不要物を排出する．細胞の中で，栄養素や細胞成分（蛋白質，脂質，糖類など）を分解し，エネルギー（ATP）を得る過程を異化，また，細胞成分を合成する過程を同化という．同化にはエネルギーが消費される．同化や異化の過程をまとめて代謝という．

アデノシン三リン酸（ATP）：生物のエネルギー供給源とされる物質である．2つの高エネルギーリン酸結合をもち，この結合部分にエネルギーを蓄えている．必要に応じてその結合を離し，エネルギーを放出する．

ATP の生産：エネルギーを得る重要な代謝経路がグルコース（ブドウ糖：$C_6H_{12}O_6$）の分解である．

$$C_6H_{12}O_6 + 6O_2 \rightarrow 6CO_2 + 6H_2O + 38ATP$$

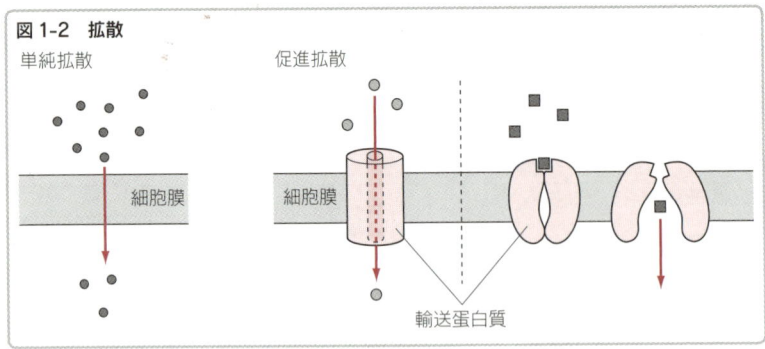

図1-2 拡散
単純拡散
促進拡散
細胞膜
細胞膜
輸送蛋白質

　これは2つの過程を経て行われる．最初，グルコースは細胞質基質でピルビン酸にまで分解される．これは酸素を必要としない解糖という過程である．次に，ミトコンドリアで酸素により酸化され，二酸化炭素と水ができる．グルコースの分解で得られるほとんどのエネルギー（ATP）はミトコンドリアでつくられる（5章参照）．

物質の移動

　体液中の物質は，毛細血管や細胞膜を通して体内を移動する．

拡散：気体や液体中の物質が濃度の高いほうから低いほうへ移動することを拡散という．細胞膜を透過する物質は，拡散によって移動する．物質を輸送するのに輸送蛋白質が必要なのが促進拡散で，輸送蛋白質を必要としない一般的な拡散を単純拡散という（図1-2）．

浸透：細胞膜はある物質のみに透過性をもつ半透膜の性質をもつ．細胞膜は水をよく通過させる．例えば，膜を通過できない物質が水に溶けているとする．濃度の異なる水溶液が膜を隔てて存在する場合，水分子は物質濃度（溶質濃度）の低い水溶液から高いほうに移動する．これを浸透という．物質濃度の高いほうが水分子の濃度は低いため，物質濃度の低い水溶液から水分子が移動する．浸透は水分子の拡散にほかならない．

ろ過：毛細血管から小さな分子（イオンやグルコース，アミノ酸など）や水分子が血圧によって押し出されてくるのをろ過という．蛋白質などの大きな分子は通過できない．毛細血管には小孔が開いており，その孔に張られたろ紙のような膜を通るため，小さな分子のみがろ過される．

受動輸送：拡散，浸透，ろ過による物質の移動は受動輸送である．エネルギーを必要とせず，濃度勾配や圧力によって物質を輸送する．

図 1-3 ナトリウムポンプの仕組み

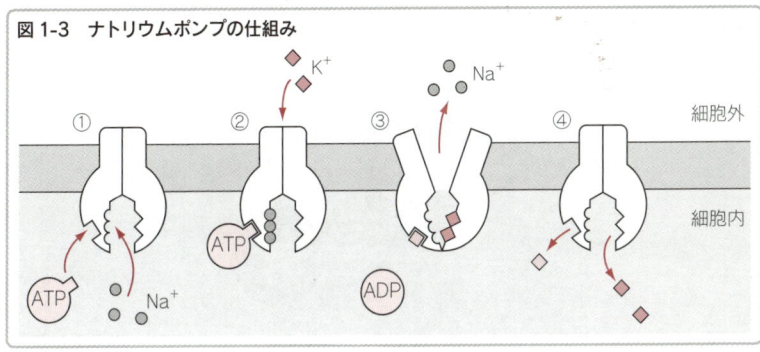

能動輸送：濃度勾配に逆らって，濃度の低いほうから高いほうへと物質を能動的に輸送する．能動輸送にはエネルギー（ATP）が必要である．細胞膜にはナトリウムポンプ（膜蛋白質）があり，能動輸送を行う．細胞外は Na^+ 濃度が高く，細胞内では K^+ 濃度が高いが，これは Na^+ を細胞内から細胞外へ汲み出し，K^+ を外から内へ汲み入れているためである（図1-3）．

エンドサイトーシスとエクソサイトーシス

蛋白質など大きな物質は細胞膜を通過できないが，実際には，細胞外の蛋白質を細胞内に取り入れたり，細胞が合成した蛋白質を分泌することができる．これはエンドサイトーシスとエクソサイトーシスによって行われる（図1-4）．

エンドサイトーシス：取り込まれる物質が細胞膜に接触すると，細胞膜がへこみ，物質を含んだ小胞を形成し，細胞内に取り込む．これがエンドサイトーシスである．このうち，物質が溶液の場合は飲作用，細菌などの個体であれば食作用（ファゴサイトーシス）という．食作用を行うのは特殊な白血球（マクロファージと好中球）である．

エクソサイトーシス：エンドサイトーシスと逆の過程により，細胞内の小胞が表面の細胞膜と融合し，小胞内の物質を細胞外に放出（分泌）する．これをエクソサイトーシス（開口分泌）という．

F 体液の区分と組成

体液は体内の水溶液である．皮膚，肺，胃腸，腎臓で体液成分の吸収や排泄を行う．腎臓は体液を調節する最も重要な器官である．

図1-4 エンドサイトーシスとエクソサイトーシス

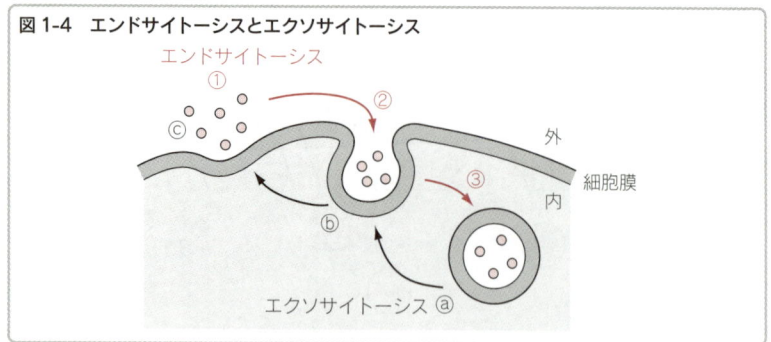

区分と水バランス

体液の区分：成人では，体液は体重の約60％を占める．体液は細胞内液（体重の40％）と細胞外液（体重の20％）に区分される．細胞外液は，血管内の血漿（体重の5％）と血管外で細胞を浸している組織液（間質液：体重の15％）からなる．リンパ液も細胞外液の一部である．細胞内液の量は一定であるが，細胞外液は増減する．組織液が増加した状態を浮腫という．

★体液の区分と割合

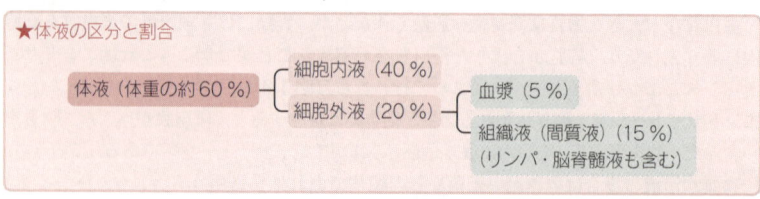

水バランス：皮膚からの蒸発，呼吸，排尿，排便などで失う体液を，食事や飲水などで補い，バランスをとっている．1日の水の排出量と摂取量はそれぞれ平均2.5 Lほどである．

体液のイオン組成

細胞外液と細胞内液の組成は著しく異なっている．細胞外液にはNa^+とCl^-が多く，細胞内液にはK^+とリン酸イオン（HPO_4^{2-}）が多い（**表1-2**）．また，重炭酸イオン（HCO_3^-）は緩衝作用をもち，体液のpH調節に重要である．

表1-2 体液の主な組成（mEq/L）

	Na^+	K^+	Cl^-	HCO_3^-	HPO_4^{2-}	蛋白質
細胞外液	150	5	115	25	2	2（組織液*）
細胞内液	15	150	2	10	110	75

*細胞外液のうち，血漿と組織液のイオン組成は類似している．しかし，蛋白質は血管を通過しにくいので，蛋白質濃度は血漿中（16 mEq/L）のほうが組織液より高い．そのため，組織液が血管に流入する力が働く（膠質浸透圧）．
**これらの数値は細胞の種類によって少し異なるので，おおまかに理解しておけばよい．

体液の酸塩基平衡

細胞外液（体液）のpHは7.40 ± 0.05（弱アルカリ性）に保たれている．この値が大きく変動すると，生命を維持できない．血液のpHが7.45より高い場合をアルカローシス，pH 7.35より低い場合をアシドーシスという．pHは呼吸および腎機能によって調節されている（4章，8章参照）．体内では代謝の結果，常にCO_2を生じている．CO_2は体液に溶けて炭酸となり，pHを下げる．一方，呼吸によりCO_2は血液中から体外に排出され，pHが調節される．

以下のように，呼吸の障害やその他の原因で，pHの異常が生じることがある．

呼吸性アシドーシス：呼吸量が減少し，血液中のCO_2が増加することによる．
呼吸性アルカローシス：呼吸量が増加し，CO_2が過剰に排出されることが原因となる．
代謝性アシドーシス：糖尿病や飢餓で生じるケトン体の増加や，運動による乳酸の蓄積，下痢による重炭酸イオン（HCO_3^-）の喪失，腎機能低下などが原因となる．
代謝性アルカローシス：嘔吐で胃酸（HCl）が失われるときなどに起こる．

体液の浸透圧

純水と水溶液を半透膜（水は通すが水溶液中の物質は通さない膜）で隔てると，浸透によって水は純水から水溶液に移動する．この水の移動する圧力を浸透圧という．浸透圧は溶液中のイオンや分子の密度に比例する．体液の浸透圧は約290 mOsm/Lである（0.9% NaClは体液と等しい浸透圧を有し，生理食塩水として使用される）．細胞外液の浸透圧が高くなると，細胞から水が流出し，細胞が縮み，低くなると細胞に水が流入し，細胞が膨張する．このように細胞外液の浸透圧が変動すると，細胞は正常に機能できない．

浸透圧は主に体液の水分量を増減することによって調節される．浸透圧の変動は脳の視床下部にある浸透圧受容器で感知され，飲水行動と腎臓からの水分排泄を調節する．

演習問題 — 総論

1. 生体の内部環境とは具体的に（　　　）液の状態のことである．
2. 細胞膜で二重層を形成している成分は（　　　）である．
3. DNAを含む細胞内小器官は（　　　）と（　　　）である．
4. 細胞内消化にかかわる細胞内小器官は（　　　）である．
5. ATPを合成する細胞内小器官は（　　　）である．
6. 細胞内で無酸素的にグルコースが分解される過程を（　　　）という．
7. グルコースが分解されて生成される高エネルギー物質は（　　　）である．
8. 半透膜を介して水が溶質濃度の低い側から高い側へ移動することを（　　　）という．
9. エネルギー，すなわち（　　　）を使って物質を輸送することを（　　　）輸送という．
10. ナトリウムイオンを細胞内から細胞外に能動輸送する膜蛋白質を（　　　）という．
11. 成人では体液の体重に対する割合は約（　　　）％で，細胞外液は体重の約（　　　）％である．
12. 細胞内液の量は体重の約（　　　）％である．
13. 細胞外液に含まれる陽イオンで最も濃度が高いのは（　　　）イオンであり，細胞内液では（　　　）イオンである．
14. 細胞内液で最も濃度の高い陰イオンは（　　　）イオンである．
15. 血漿と組織液の組成はほぼ等しいが，大きく異なるのは（　　　）の濃度である．
16. 細胞内液，組織液，血漿のうち蛋白質濃度が最も低いのは（　　　）である．
17. 正常な体液のpHの数値は約（　　　）で，弱塩基性を示す．
18. 細胞外液のpHの緩衝作用をもつ重要なものが（　　　）イオンで，その濃度が低下した場合，pHが変動し（　　　）という異常状態となる．
19. 体液の浸透圧は約（　　　）mOsm/Lである．
20. 生理食塩水の濃度は（　　　）％である．

CHAPTER 2

血液

血液は細胞成分と液体成分からなり，多くの働きを担っている．酸素をはじめ，さまざまな物質の運搬，生体防御，止血などが代表的な働きである．

A 成分

血液は弱アルカリ性（pH 7.4）の液体で，血球成分（細胞成分）と液体成分である血漿に分けられる．血球成分には赤血球，白血球，血小板がある．血液は体重の約8％を占め，そのうち約45％が血球成分である（図2-1）．

血漿と血清

血漿：血液の液体成分で，血液の約55％を占める．血漿は約90％が水分である．蛋白質，糖，脂質や電解質（ナトリウム，塩素，カリウムなど）が含まれている．

血清：血液を血管外に放置すると血餅という凝固塊ができる．血清はその凝固塊を取り除いて残った黄色透明の液体である．すなわち血清は血漿から線維素原（フィブリノゲン）と凝固因子を除いたものとなる．

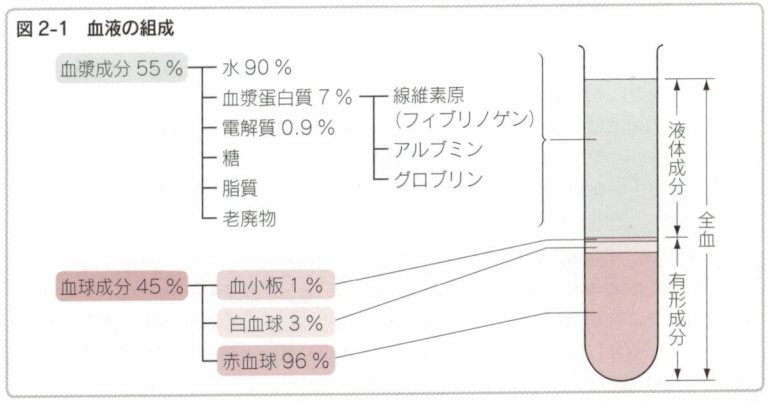

図2-1　血液の組成

血漿蛋白質

血漿に含まれる蛋白質を血漿蛋白質という．アルブミン，グロブリン，フィブリノゲンの3種類に大別される．量はこの順に多い．血漿蛋白質の多くは肝臓で合成される．

血漿蛋白質の働き：

主な働きとして，以下のようなものがある．

(1) **膠質浸透圧の維持**：膠質浸透圧は蛋白質による浸透圧のことで，血漿には多量の蛋白質が含まれるため，組織液から血管内に水分を引き入れる力が生じる．主にアルブミンによって起こる．
(2) **栄養源**：細胞へのアミノ酸供給源となる．
(3) **担送機能**：ホルモン（ステロイド，サイロキシン）やビタミンの運搬をする．
(4) **緩衝作用**：血液のpHを安定化する．
(5) **免疫反応**：γ-グロブリンは抗体として免疫にかかわる．
(6) **血液凝固**：フィブリノゲンなどが関与する．

血 球

血液中の細胞成分は血球といい，血液成分の約45％を占める．赤血球，白血球，血小板よりなり，血球成分の約99％が赤血球である．血球はすべて骨髄にある造血幹細胞から分化してつくられる（図2-2）．

B 赤血球

赤血球は血液の細胞成分の大部分を占めている．無核で真ん中がへこんだ円盤型をしており，多量のヘモグロビンを含んでいる．

赤血球の主な働きはヘモグロビンによる酸素の運搬である．そのほか二酸化炭素の運搬やpHの調節にも関与する．

形状と数：赤血球は1μL中に男性で約500万個，女性で約450万個含まれている．直径約7～8μmで厚さは1～2μmの円盤型をしている．

ヘマトクリット：血液容積に占める赤血球の容積の割合．貧血で低下する．正常値は男性約45％，女性約40％．

ヘモグロビン生成と造血

ヘモグロビン：赤血球内に含まれるヘモグロビンによって酸素が全身の組織に運ばれる．酸素と結合したヘモグロビンを酸素化ヘモグロビンと呼ぶ．ヘモグロビンはヘム（鉄を含む）とグロビン（蛋白質）が結合したものである．二酸化炭素の一部はヘモ

図2-2 血球の分化

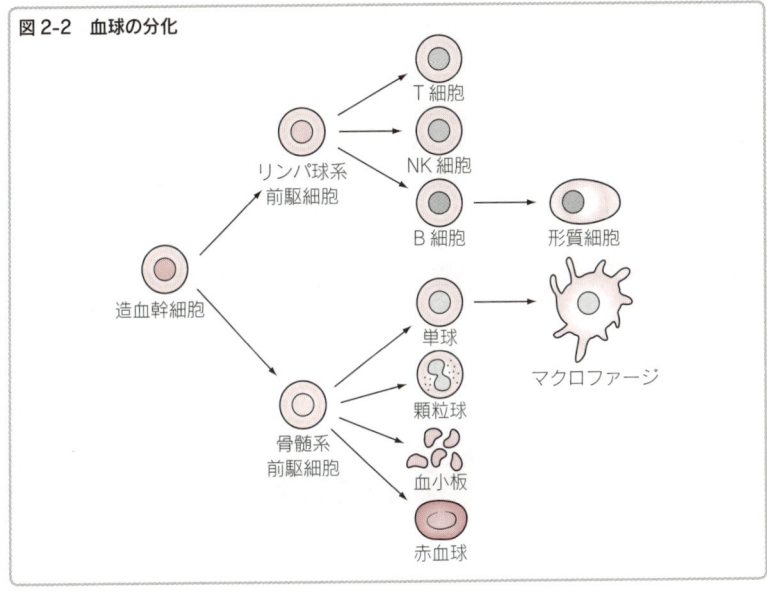

グロビンと結合して運搬されるが,大部分は HCO_3^-(重炭酸イオン)として血漿中に溶けて運搬される.

赤血球の新生と寿命:骨髄で赤血球へ成熟する.寿命は約120日で,老化したものは脾臓や肝臓で破壊される.

赤血球の新生に必要な因子:赤血球の新生には蛋白質などの栄養素のほかにエリスロポエチン,抗貧血ビタミン(ビタミン B_{12} や葉酸),鉄などが必要である.

溶血:赤血球の膜が破れ,ヘモグロビンが流れ出ることを溶血という.浸透圧の低い液体(低張液)に赤血球を入れたり,超音波で刺激されたり,さまざまな原因によって起こる.

分解とビリルビン代謝

古くなった赤血球は脾臓や肝臓で破壊される.破壊により放出されたヘモグロビンはヘムとグロビンに分解される.ヘムは鉄を分離し,ビリルビンになる.このビリルビンは間接型ビリルビンといって脂溶性であるが,血中のアルブミンと結合し,肝臓へ運ばれる.

間接型ビリルビンは，肝臓でグルクロン酸と反応して水溶性の直接型ビリルビンとなり，胆汁色素の主成分として十二指腸に排泄される．腸内に出たビリルビンは腸内細菌の働きによりウロビリノゲンとなり，その多くは糞便中に排泄される．

酸素解離曲線

ヘモグロビンと酸素の結合は，酸素分圧によって左右されている．その関係は酸素解離曲線で表される．酸素分圧が高くなると，酸素と結合したヘモグロビンの割合が急激に増える（4章参照）．

二酸化炭素の運搬

全身の細胞での代謝により生じた二酸化炭素（CO_2）は血液によって肺胞まで運ばれる．100 mLの動脈血には約40〜50 mL，静脈血には約45〜55 mLのCO_2が溶解している．

C 白血球

白血球は有核の細胞成分で，顆粒球，単球，リンパ球に分類される．1 μLの血液中に通常約5,000〜9,000個存在する．

また，顆粒球は好中球，好酸球，好塩基球に分類される．リンパ球にはB細胞，T細胞，ナチュラルキラー細胞（NK細胞）がある．白血球は，血管の外に出て食作用や抗体産生を行い，生体を防御している．

白血球の新生と寿命：白血球は骨髄で産生される．顆粒球と単球は骨髄系幹細胞から分化，成熟する．リンパ系幹細胞は，リンパ芽球を経てリンパ球となる．リンパ球には骨髄で成熟するB細胞，胸腺で成熟するT細胞がある．顆粒球の寿命は2〜14日，リンパ球の寿命は数日から数十年に及ぶ．

食作用：細菌や異物を取り込んで消化すること．主に好中球と単球が行う．単球は血管から組織に出るとマクロファージとなる．マクロファージは異物を取り込むだけでなく，消化した異物の断片をリンパ球に提示する．これを抗原提示という．

生体防御の分類

生体には，病原微生物などの侵入を防いだり，侵入してきた異物を排除する働きがある．生体内に侵入した異物を排除することによって病気を免れることを免疫という．白血球にはさまざまな種類があり，それぞれ食作用や抗体産生などの生体防御機能をもっている．

顆粒球：顆粒球には好中球，好酸球，好塩基球の3種類がある．好中球は，顆粒球の大

多数を占めている．細菌や異物が体内に侵入するとそれらに近づき（遊走という），細胞内に取り込み分解する．これを食作用（貪食作用）と呼ぶ．好酸球と好塩基球はアレルギー反応や寄生虫感染時に増加する．

リンパ球：リンパ液内や血中に広く存在しており，B細胞，T細胞，NK細胞に大別される．

(1) **B細胞**：B細胞は抗原が体内に侵入するとヘルパーT細胞の指令によって細胞分裂し大量に増殖する．活性化したB細胞は形質細胞となって抗体（免疫グロブリン）を産生する．B細胞が働くためには，T細胞の助けを必要とする．

(2) **T細胞**：T細胞には，ほかのリンパ球の活性化を助けるヘルパーT細胞，標的細胞を破壊するキラーT細胞などがある．NK細胞はキラーT細胞と同様，標的となった細胞を破壊する働きをもつ．

細胞性免疫と液性免疫

免疫反応には細胞性免疫と液性免疫がある．活性化したB細胞が産生する抗体が主に働く場合を液性免疫という．また，ウイルス感染時などでは，キラーT細胞やNK細胞が直接，ウイルス感染細胞を破壊する．これらは癌細胞にも働く．これを細胞性免疫という．

アレルギー

アレルギーとは，本来ならば生体にとって無害な物質が異物として認識され，過剰な免疫反応が起こってしまうことをいう．花粉症や金属アレルギーなど，さまざまなものがある．

D 血小板

血小板：血小板は無核の小体で，1 μLの血液中に通常約15万〜40万個存在する．止血作用がある．

血小板の新生と寿命：骨髄で産生される．骨髄の幹細胞が巨核球に分化し，その細胞質がちぎれた小さな細胞片が血小板である．血小板の寿命は5〜10日で，脾臓で破壊される．

止血作用：血小板は血管が傷害されるとその部分に粘着し，血小板血栓をつくる．そのほか，血液中のプロトロンビンを賦活し，トロンビンを生成する働きがある．

E 血液凝固

血管が損傷を受けると止血機構が働く.この機構は複雑で速やかな連鎖反応である(図2-3).

血小板による一次止血

血小板による止血を一次止血という.血小板の凝集塊により一時的に止血される.

凝固系による二次止血

一次止血でできた血小板による凝集塊をより強固なものにするため,引き続いて血液凝固(二次止血)が起こる.

血液凝固因子(第Ⅰ～ⅩⅢ因子)は,出血や血管傷害をきっかけとして次々に活性化され,最後にフィブリノゲン(第Ⅰ因子)が不溶性のフィブリンに変化し,安定したフィブリン血栓が形成される.これを二次止血という.

フィブリノゲン:線維素原とも呼ぶ.線維状の血漿蛋白質.トロンビンの作用によりフィブリノゲンがフィブリンに変わり血液凝固が起こる.

トロンビン:血漿中に存在するプロトロンビンはCa^{2+}によりトロンビンになる.また,プロトロンビンの合成にはビタミンKが必須である.

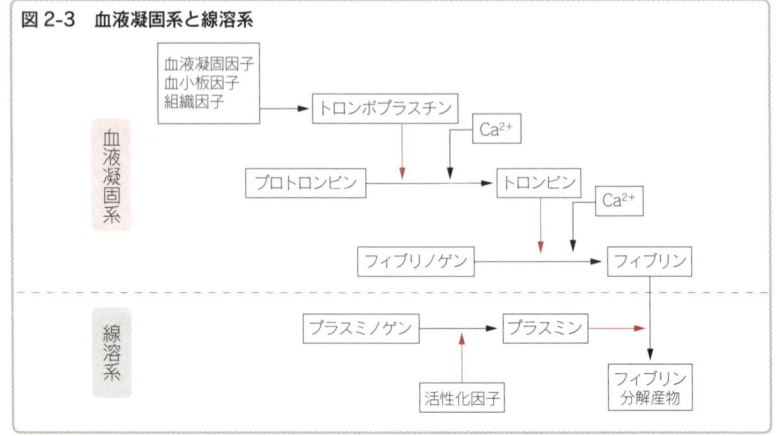

図2-3 血液凝固系と線溶系

ほとんどの凝固因子は肝臓で産生される．

線維素溶解系

一度凝固した血液は，血管が修復されると，また溶解する．これはフィブリンがプラスミン（蛋白質分解酵素）により分解されるためである．

凝固阻止物質：プラスミン以外にもヘパリンやアンチトロンビンⅢなどの抗凝固因子が血液中に存在する．

F 血液型

赤血球の表面にはさまざまな抗原が存在している．この抗原の種類によって血液型は分類されている．ABO式血液型のほか，Rh式やMN式など多くの分類がある．輸血をする際には同型の血液輸血が原則である．

凝集：血液型の異なる血液を混ぜると赤血球が塊となってしまう．この反応を凝集という．

凝集原：赤血球表面に存在する抗原．

凝集素：血漿中に存在する抗体．

ABO式血液型：ABO型血液型はA, B 2種類の凝集原の有無により分類される．また，凝集原に対するα，β 2種類の抗体（凝集素と呼ぶ）が血漿中に存在する．この性質によりA型，B型，AB型，O型，の4種類に分けられる．

Rh式血液型：Rh式血液型は赤血球膜表面に存在するRh因子の有無によって分類される．Rh因子をもっていればRh陽性，もたない場合をRh陰性と呼ぶ．日本人では99.6％がRh陽性である．

演習問題 — 血液

1. 血液は（　　　）性の液体で，血球成分と（　　　）からなる．
2. 血漿蛋白質は多い順に（　　　），（　　　），フィブリノゲンがある．
3. 赤血球は（　　　）で作られ，寿命は約（　　　）日である．
4. 赤血球は多量の（　　　）を含み（　　　）を運搬する働きがある．
5. 赤血球の産生には腎臓で分泌される（　　　）が必要である．
6. 白血球は顆粒球，（　　　），（　　　）に分類される．
7. 顆粒球は（　　　）球，（　　　）球，（　　　）球に分類される．
8. 単球は血管外に出ると（　　　）になる．
9. リンパ球は（　　　）細胞，（　　　）細胞，（　　　）細胞に分類される．
10. 白血球は生体を（　　　）する働きがある．
11. B細胞は（　　　）細胞に分化し，抗体を産生する．
12. 抗体が主に働く免疫機構を（　　　）免疫と呼ぶ．
13. （　　　）細胞やNK細胞が主に働く免疫機構を（　　　）免疫と呼ぶ．
14. 血小板と赤血球は（　　　）の細胞である．
15. 血小板は（　　　）作用がある．
16. 一次止血とは主に（　　　）が働く止血機構のことである．
17. 二次止血とは血漿蛋白質のフィブリノゲンが（　　　）に変化する機構のことである．
18. フィブリンは（　　　）により融解される．
19. ABO式血液型において，凝集原があるのは（　　　）型，（　　　）型の血液である．
20. ABO式血液型において，凝集素があるのは（　　　）型の血液である．

CHAPTER 3

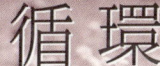

A 心臓

構造

　心臓は握りこぶしくらいの大きさで，縦隔に位置する．4つの部屋（右心房，右心室，左心房，左心室）からなる．心室の壁は心房よりも厚い．心房には静脈からの血液が運ばれる．心室は血液を動脈に拍出する．
　右心房と左心房の間には心房中隔，右心室と左心室の間には心室中隔が存在する．右心房と右心室の間は三尖弁，左心房と左心室の間は僧帽弁（二尖弁）によって隔てられている．右心室と肺動脈の間には肺動脈弁，左心室と大動脈の間には大動脈弁が存在する（図3-1）．

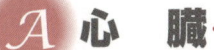

図3-1　心臓の構造

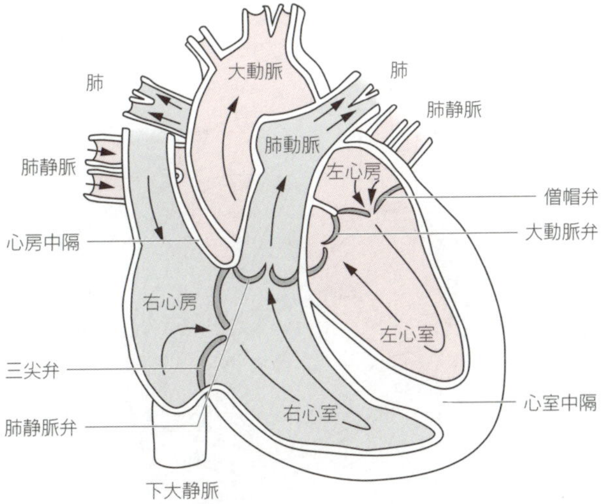

17

心臓のポンプ機能

心臓は筋肉でできたポンプとして血液を全身に送り出している．心臓が収縮するときを収縮期，弛緩するときを拡張期（弛緩期）と呼ぶ．心臓は体外に取り出しても拍動を続ける．これは上大静脈と右心房の境目あたりにある洞房結節が律動的に興奮するためである．この洞房結節を歩調取り（ペースメーカー）と呼ぶ．ここで発生した興奮は心臓全体に伝えられる．

心筋の性質

心筋は収縮に適した固有心筋と，心臓をリズミカルに収縮させるために働く特殊心筋に分類される．心筋は横紋筋からなり，互いの心筋細胞は介在板によって結合している．介在板にはギャップ結合が含まれている．

特殊心筋：洞房結節の興奮を心臓全体に伝えるために特殊化した心筋．洞房結節→房室結節→ヒス束→右脚・左脚→プルキンエ線維と伝導する．これにより心房の興奮が心室に伝えられる．この特殊心筋による興奮の伝導を刺激伝導系という（図3-2）．

ギャップ結合：心臓全体が規則的に活動するための信号が各細胞を通じて伝達する構造．これにより心臓全体がひとつの細胞のようなふるまいをする（→機能的合胞体と呼ぶ）．

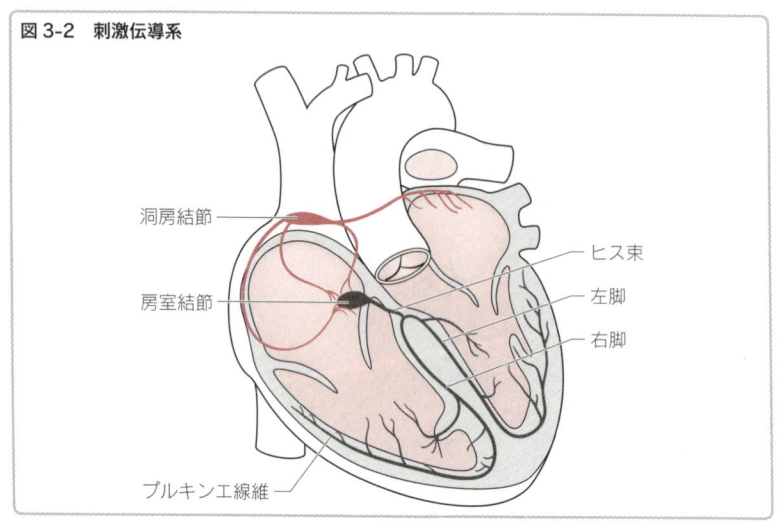

図3-2　刺激伝導系

スターリングの法則：心筋が伸展されるとその伸展の度合いにより収縮力が増加する，という法則．
心臓の自動能：心臓は神経刺激がなくとも自発的に興奮し拍動を続けることができる．これは洞房結節で興奮が自動的に発生するためである．

心周期と心音

心拍動の周期を心周期と呼ぶ．

心拍動：心臓の拍動は規則正しくリズミカルである．この拍動の1周期は心周期と呼ばれ，心室の収縮・弛緩に対応して収縮期と拡張期（弛緩期）に分けられる（心房の収縮・弛緩に対応していないことに注意）．
心拍数：1分間の心臓の拍動数のことを心拍数と呼ぶ．正常成人の平均で約70回/分である．心拍数が正常より高ければ頻脈，低ければ徐脈という．
心拍出量：1回の心臓の拍動によって大動脈に送り出される血液の量のこと．正常成人の安静時で1回あたり約70〜80 mLが拍出される．
心周期：心周期は収縮期と拡張期に分けられるが，収縮期はさらに等容性収縮期と駆出期に，拡張期は等容性弛緩期と充満期に分けられる．
等容性収縮期：心室の収縮が始まってから動脈弁が開くまでの間．すべての弁が閉じている．
駆出期：動脈弁が開き，血液が動脈に駆出される．
等容性弛緩期：動脈弁が閉じてから房室弁が開くまでの間．

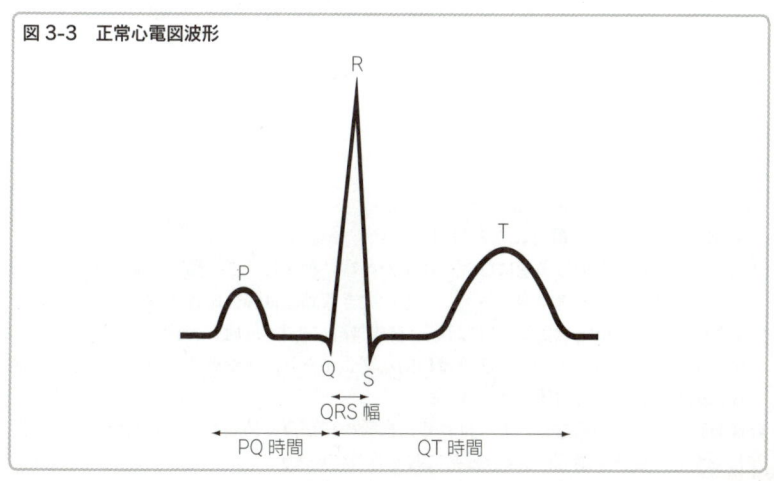

図3-3　正常心電図波形

充満期：房室弁が開き，血液が心室に流入する期間．
心音：心臓の拍動ごとに発生する音のことである．第1心音から第3心音まである．
(1) **第1心音**：房室弁の閉じる音で心尖部で聴取できる．等容性収縮期の開始時に発生．
(2) **第2心音**：動脈弁の閉じる音で心底部で聴取できる．等容性弛緩期の開始時に発生．
(3) **第3心音**：心房から心室への血液流入によって生じる音．

心電図

心電図は心筋の興奮に伴って生じる電位を身体の特定の部位に置いた電極から記録したものである．心電図は興奮伝導の異常や不整脈，心筋障害などの心疾患の診断に使用される．心電図にはP，Q，R，S，T波がある．これらの波が律動的に繰り返される．P波は心房の興奮，QRS波は心室の興奮開始，T波は心室の興奮消退を表す（**図3-3**）．

B 血　管

構造と働き

心臓から送り出された血液は血管によって全身の組織に運ばれる．血管は動脈，毛細血管，静脈と大きく3つに分類できる．毛細血管以外の血管の壁は外膜，中膜，内膜の3層よりなる．
動脈：心臓から末梢に向かう血管を動脈という．動脈は働きと太さから大動脈，動脈，細動脈に分類される．大動脈から分岐して動脈，臓器に入って細動脈となる．動脈の壁は静脈に比べ厚く弾力性に富んでいる．動脈では拍動（脈拍）が認められる．
静脈：心臓に戻る血管を静脈という．太さにより大静脈，静脈，細静脈に分類される．静脈には弁があり血液の逆流を防ぐ．静脈は血圧が低いため以下のような機構によって血液は灌流される．
(1) 心房内圧低下による吸引．
(2) 静脈弁による逆流の防止．
(3) 骨格筋の収縮や弛緩によるポンプ作用．
(4) 吸息時の胸腔内圧低下による吸引．

弾性血管：大動脈や動脈の壁には弾性線維が豊富に存在し，この動脈の弾性が断続的な心拍出を連続的な血流に変える．これらの大きな動脈は弾性血管と呼ばれる．
抵抗血管：細動脈は抵抗血管と呼ばれる．自律神経により細動脈の血管平滑筋が収縮し，血流が調節される．血管平滑筋は持続的な緊張があり，血管抵抗をつくっている．血管抵抗が上昇すると血圧が上昇する．
容量血管：静脈は容量血管とも呼ばれる．血管の壁が薄く伸展しやすいため血液を貯蔵しやすい．血液の約65％は静脈系に蓄えられている．

毛細血管：毛細血管は交換血管とも呼ばれる．細動脈が分枝して毛細血管となる．毛細血管は内皮細胞1層とそれを取り巻く基底膜からなる．酸素や栄養素など物質の交換はここで行われる．毛細血管には優先路と真毛細血管がある．真毛細血管は常時血流があるわけではなく，組織の必要に応じて血液が流れる．

血圧

血圧とは心臓から送り出された血液が流れるときに血管にかかる圧力のことである．血圧は部位によって違いがあり，大動脈で最も高い．大動脈から末梢にいくにつれ血圧は低下し，大静脈でほぼ0（ゼロ）となる．

最高血圧：最高血圧は収縮期血圧とも呼ぶ．血圧は心臓が収縮するときが最も高く，そのときに計測される血圧を最高血圧という．

最低血圧：最低血圧は拡張期血圧とも呼ぶ．心臓が拡張期のときに計測される血圧で，1心周期のうち最も低い血圧である．

脈圧：最高血圧と最低血圧の差を脈圧と呼ぶ．脈圧＝最高血圧－最低血圧である．

平均血圧：1周期にみられる圧変動の平均最低血圧に脈圧の3分の1を加算した値．

高血圧：最高血圧140 mmHg以上もしくは最低血圧90 mmHg以上を高血圧と呼ぶ．

血圧の調節：血圧上昇の要因．

(1) 血流量の増加．
(2) 血管の収縮．
(3) 動脈壁の硬化．
(4) 血液粘性の上昇．

血圧の検査法：血圧の測定には，上腕にマンシェットを巻く聴診法が多く使われる．マンシェットに空気を入れ上腕部を圧迫する．肘窩部の上腕動脈部に聴診器を当てると，一定の圧力の間で血管音（コロトコフ音）が聴取できる．コロトコフ音が聴取できる範囲で最も圧力が高い地点が最高血圧（収縮期血圧），最も低い地点が最低血圧（拡張期血圧）となる．また，触診法という検査法もある．マンシェットの圧迫圧を下げながら橈骨動脈の脈拍を触診し，最初に触れるようになったときの地点が最高血圧となる．聴診法よりやや低めの数値が出る．しかし，この方法では最低血圧が測定できない．

> **★高血圧症**
> 高血圧症は『サイレントキラー』と呼ばれる．特に目立った自覚症状はみられないのに血管や心臓に大きなダメージを与えてしまうからである．血圧が高いと血管壁が次第に厚く硬くなる．このことは脳出血や脳梗塞，大動脈瘤，腎硬化症，心筋梗塞，眼底出血の原因となる（表3-1）．

表 3-1 WHO/ISH（国際高血圧学会）によるガイドライン

分類	収縮期血圧		拡張期血圧
至適血圧	< 120	かつ	< 80
正常血圧	< 130	かつ	< 85
正常高値血圧	130〜139	または	85〜89
軽症高血圧	140〜159	または	90〜99
中等症高血圧	160〜179	または	100〜109
重症高血圧	≧ 180	または	≧ 110
収縮期高血圧	≧ 140	かつ	< 90

(単位 mmHg)

C リンパ管

全身を循環する血漿の一部は組織中に漏出する．これを間質液と呼び，この一部がリンパ系を通って静脈系に戻る．リンパ系の機能は免疫反応や血漿容量の維持など多岐にわたっている．

生成と循環：リンパとはリンパ管内を流れる液体を指し，そのほとんどは毛細血管から漏出した間質液である．リンパ系は毛細リンパ管から始まり，集合リンパ管，リンパ本幹（胸管，右リンパ本幹）を経て静脈系に注ぐ（図3-4）．

リンパ系の働き：
(1) 体内の組織中に存在する過剰な間質液を吸収する．
(2) 体外から間質液中に侵入した異物を取り除く．
(3) 間質液の膠質浸透圧を調節する．
(4) 小腸のリンパには消化された脂肪を運搬する働きがある．

D 循環の調節

循環の調節は神経性調節とホルモン性調節，局所性調節に分類される．

神経性調節

循環中枢：循環中枢は心臓血管中枢とも呼ばれ，延髄に存在する．ここには，交感神経を支配することによって血圧を調節する昇圧中枢と降圧中枢，また迷走神経（副交感神経）によって作用する心臓抑制中枢がある．循環中枢は以下に述べる心臓や血管に

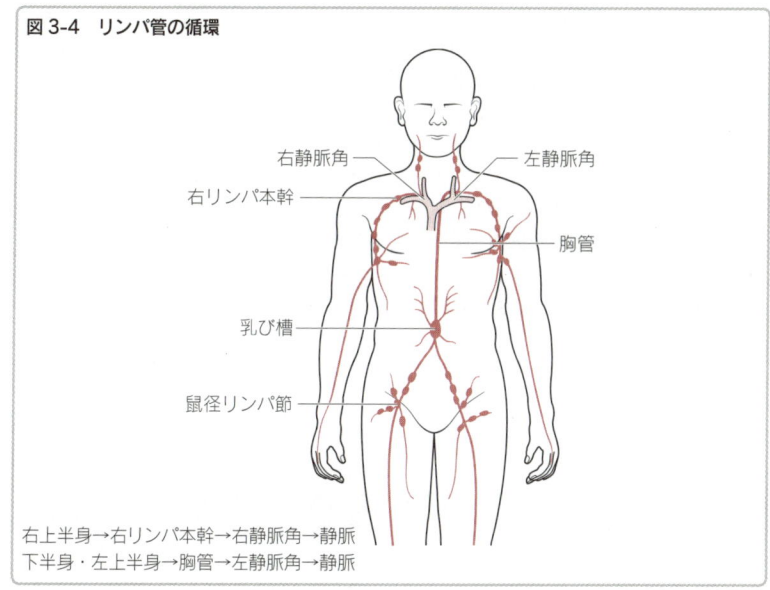

図 3-4 リンパ管の循環

右上半身→右リンパ本幹→右静脈角→静脈
下半身・左上半身→胸管→左静脈角→静脈

分布する自律神経の活動を制御することによって循環調節の中枢を担っている．

心臓の神経支配：心臓の活動は，自律神経（交感神経と副交感神経）によって調節される．交感神経は心臓の働きを促進し，心拍数の上昇と収縮力の増加をもたらす．一方，副交感神経（迷走神経）は心臓の働きを抑制し，心拍数の低下をもたらす．

血管の神経支配：血管の収縮と拡張も自律神経によって支配される．これには，血管収縮性の交感神経と血管拡張性の交感神経，副交感神経がある．しかし，ほとんどの血管には血管収縮性の交感神経だけが分布する．血管収縮性の交感神経は全身の血管に分布し，血圧を調節している．この神経は，循環中枢からの指令を受け，常時作動している．そのため血管は適度に収縮した状態に保たれ，血圧が維持される．一方，血管拡張性の交感神経や副交感神経は特定部位の血管に分布し，特殊な条件下でのみ作動することによって局所的に血流を増やす．運動開始時に骨格筋の血管が拡張するのはこの一例である．

末梢受容器を介する反射的調節：血管壁やその周辺に存在する受容器によって，血圧の上昇や血中酸素濃度の低下が監視されている．その情報（インパルス）は迷走神経や舌咽神経によって延髄の循環中枢に伝えられ，負のフィードバック（1 章参照）により血圧や酸素濃度が調節される．

(1) **圧受容器反射（高圧受容器反射）**：動脈圧の上昇により頸動脈洞や大動脈弓に存在

する圧受容器が刺激される．その刺激は大動脈弓の受容器では迷走神経，頸動脈洞の受容器では舌咽神経を経由し延髄の循環中枢に伝えられる．それにより降圧中枢を介して交感神経が抑制され，また心臓抑制中枢が興奮させられる．そのため血管の拡張と心拍数の減少が起こり，血圧が低下する．

(2) **化学受容器反射**：頸動脈小体と大動脈小体の化学受容器が酸素分圧の減少，二酸化炭素分圧の増加，水素イオン濃度の上昇を感受し循環中枢に伝える．これにより心拍数増加，心拍出量増大，血圧の上昇が起こる．血中酸素濃度の低下は生命に関わるので，これを感知する化学受容器の情報は呼吸中枢にも送られ，呼吸を促す（4章参照）．

(3) **心肺部圧受容器反射（低圧受容器反射）**：循環血液量が減少すると，心肺部圧受容器がこれを感知し，反射性に腎臓での水とNa^+の再吸収増加を起こし，血液量の減少を最小限に抑える．逆に循環血液量が増加すると逆の反応が起こり循環血液量が減少する．これにより循環血液量を一定に保ち，血圧を安定させる．

(4) **そのほかの反射**：体性感覚受容器からの刺激や，有痛性の刺激は循環機能に影響を与える．

ホルモン性調節

ホルモン性の循環調節はカテコールアミン，バソプレッシン，レニン-アンジオテンシン系，心房性ナトリウム利尿ペプチドなどによって行われる．

カテコールアミンによる調節：副腎髄質から放出されるノルアドレナリンは血管を収縮し，血圧を上げる．一方，アドレナリンは心臓の活動を高める．

バソプレッシンによる調節：心肺部圧受容器からの入力が迷走神経，循環中枢，視床下部を経由し，バソプレッシンの分泌調節をする．これにより循環血液量を一定に保ち血圧の調節に関与する．

レニン-アンジオテンシン系による調節：レニン-アンジオテンシン系は腎臓流量が減少するとその調節機構が発現する．血圧低下や循環血液量の減少，血中ナトリウムイオン濃度の低下により腎臓からレニンが分泌される．それにより，血中のアンジオテンシノゲンが活性化しアンジオテンシンⅡとなり，末梢血管を収縮させ血圧を上昇させる．

心房性ナトリウム利尿ペプチド：心房と心室筋細胞の一部は心房性ナトリウム利尿ペプチドを分泌する．循環血液量の増加により心房筋の伸展が起こると分泌され，末梢血管の弛緩と腎臓での水とNa^+の排泄促進作用がある．

局所性調節

局所性調節とはそれぞれの組織に備わった循環調節機構のことである．代謝性血管拡張や自己調節などがあげられる．

代謝性血管拡張：組織の活動が高まると局所で血管拡張物質が分泌され，血流が増加する．例えば，脳の一部の神経活動が高まると，その部位の血流が増加する．

自己調節：腎や脳，心臓などの血管でみられる現象で，血圧の変化があっても血流がほぼ一定に保たれる機構である．

E 局所の循環

脳循環：脳は安静時では全身で消費する酸素の 15〜20 %を占める．脳の酸素と栄養素の供給は左右の内頸動脈と左右の椎骨動脈が合した脳底動脈によって行われる．脳組織の二酸化酸素分圧の低下は血管収縮を，上昇は血管の拡張を引き起こす．

脳血管では物質の透過性を制限する機構がある．これを血液脳関門と呼ぶ．血液脳関門は毛細血管の内皮細胞から構成され脳内へ有害物質が流入することを防止する．

心臓循環：冠状循環とも呼ぶ．心筋への酸素と栄養素の供給は左右の冠状動脈によって行われる．右冠状動脈は大動脈洞から起こり，右心房，右心室に分布する．左冠状動脈は大動脈洞から起こり，回旋枝と前室間枝に分かれ，左心房，左心室に分布する．心臓から拍出された血液の約 5 %が冠状動脈に流入する．

骨格筋の循環：骨格筋の血流量は組織の活動状態によって著しく変化する．安静時では心拍出量の約 20 %であるが，激しい運動時では約 80 %が骨格筋に流入する．

皮膚の循環：皮膚は体熱放散を促進したり抑制するために血流を大きく変化させる．寒冷時には皮膚血管を収縮させ体熱の放散を防ぎ，体温上昇時には皮膚血管を拡張させ体熱の放散を促す．

演習問題 — 循環

1. 心臓は4つの部屋からなり，それぞれ（　　　），（　　　），（　　　），（　　　）と呼ばれる．
2. 右心房と左心房の間は（　　　）弁，左心房と左心室の間は（　　　）弁がある．
3. 右心房にある（　　　）はペースメーカーとも呼ばれ，心臓が律動的に働くのに役立つ．
4. 心筋には収縮に適した（　　　）心筋と，興奮の発生と伝導に役立つ（　　　）心筋がある．
5. 刺激伝導系は洞房結節→房室結節→（　　　）→右脚・左脚→（　　　）の順に伝わる．
6. 心筋の伸展の度合いに応じ収縮力が大きくなることを（　　　）と呼ぶ．
7. 心拍動の周期を（　　　）と呼び，心室の収縮と弛緩に対応して（　　　）期と（　　　）期に分ける．
8. 収縮期は（　　　）期と（　　　）期，拡張期は（　　　）期と（　　　）期に分ける．
9. 血管は（　　　），（　　　），（　　　）の3つに分類される．
10. 動脈は（　　　），動脈，（　　　）に分類される．
11. 静脈は（　　　），静脈，（　　　）に分類される．
12. 細動脈は（　　　）血管とも呼ばれる．
13. 静脈は伸展しやすく血液貯留の働きもあるので（　　　）血管とも呼ばれる．
14. 酸素や老廃物などの交換は（　　　）で行われるので，（　　　）血管とも呼ばれる．
15. 心臓から送り出された血液が流れるときに血管にかかる圧力のことを（　　　）という．
16. 最高血圧は（　　　）血圧，最低血圧は（　　　）血圧と呼ばれる．
17. 循環中枢は（　　　）に存在する．
18. 頸動脈洞や大動脈弓にある（　　　）が刺激を受けると心拍数や血圧が低下する．
19. 脳血管では物質の透過性を制限する機構があり，これを（　　　）と呼ぶ．
20. 心筋への酸素と栄養の供給は（　　　）によって行われる．

CHAPTER 4

呼 吸

呼吸とは大気から体内に酸素を取り入れ，栄養素の酸化によって生じた二酸化炭素を体外へ排泄する過程をいう．

A 呼吸器

呼吸器の機能的構造

呼吸器は気道と肺胞からなる（図4-1）．

気道：呼吸気の通路で，鼻腔→咽頭→喉頭→気管→気管支〔細気管支→終末細気管支→呼吸細気管支（全20数回の分岐）〕をいう．

気道の働き：
(1) 有毒ガスの吸入阻止（咳反射）．
(2) 鼻腔の静脈叢や分泌腺による吸気の加温と加湿．
(3) 線毛上皮細胞や分泌液による異物の侵入阻止と排泄．

肺胞：半球状の小胞で，薄く扁平な肺胞上皮細胞と基底膜からなる．その外側を毛細血管と弾性線維が取り囲んでいる．呼吸細気管支の先には多数の肺胞が結合して肺胞嚢を形成している．

肺胞の働き：ガス交換を行う．
(1) 肺胞内から毛細血管の血液中への酸素の移行．
(2) 毛細血管の血液中から肺胞内への二酸化炭素の移行．

外呼吸と内呼吸

呼吸は外呼吸，内呼吸，細胞内呼吸に区別される．

外呼吸：肺胞内に取り入れた外気と血液のガス交換をいう．
内呼吸：血液と組織，細胞とのガス交換をいう．
細胞内呼吸：ミトコンドリアにおける呼吸をいう．エネルギー基質の酸化によりATP（アデノシン三リン酸）と熱，二酸化炭素（CO_2）と水（H_2O）を生成する．

B 換気（呼吸運動）とその仕組み

大気と肺の間で行われる空気の出入りを換気という．換気は呼吸筋の運動によって行

図 4-1 呼吸器の構造

- 鼻腔
- 咽頭
- 喉頭
- 気管
- 気管支
- 肺胞

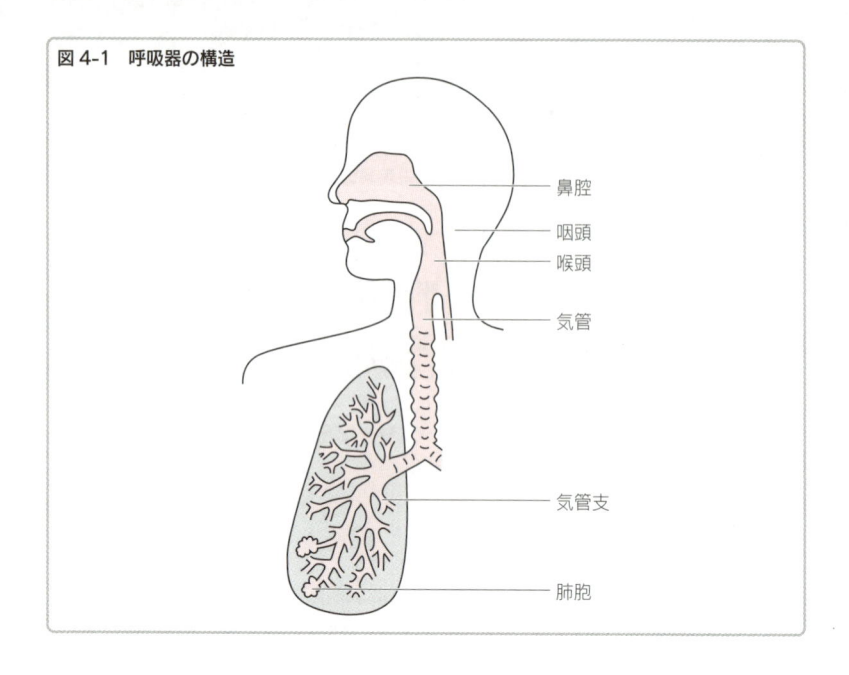

われる．呼吸は肺に空気を入れる吸息と肺から空気を出す呼息からなる．

吸息と呼息

呼吸は肋間筋によって行われる胸式呼吸と，横隔膜によって行われる腹式呼吸に分けられる．また，呼吸は強度や深度により，安静時呼吸と努力性呼吸に区分できる．

吸息：胸郭の拡大による．
(1) **胸式**：肋骨の後上方から前下方に走行する外肋間筋の収縮→肋骨の上昇，胸骨の前方への張り出し→胸郭の前後，左右径が増大．
(2) **腹式**：横隔膜の収縮→胸郭内に盛り上がった横隔膜のドーム→平坦化．
　① 安静時吸息は外肋間筋と横隔膜の収縮で行われる．
　② 努力性吸息は外肋間筋と横隔膜の収縮に加え胸鎖乳突筋，斜角筋，大胸筋，小胸筋などの収縮による胸郭の拡張が加わる．

呼息：胸郭の縮小による．
(1) **胸式**：外肋間筋の弛緩→胸郭と肺の弾性反動により胸郭が吸息位から落下．
(2) **腹式**：横隔膜の弛緩→横隔膜の挙上．

① 安静時呼息は収縮状態にある肋間筋と横隔膜の弛緩で行われる．
② 努力性呼息は肋骨の下後方から上前方に走行している内肋間筋の収縮と腹壁筋の収縮（腹圧増加）による胸郭縮小が加わる．
③ 安静時呼吸では腹式呼吸が中心となる．

呼吸と胸膜腔内圧，肺胞内圧の変化

胸郭は肺を内蔵する．胸郭に接する壁側胸膜は肺門で折り返し，肺と接する肺胸膜になる．2 枚の膜間を胸膜腔と呼ぶ．呼吸筋による胸郭の拡大・縮小は肺胞内圧を変化させて吸息と呼息をもたらす．

肺胞に働く力：次の 2 つが常に逆に働いている．
(1) **肺胞を収縮させようとする力**：肺胞壁の弾性と肺胞内面の水の表面張力．
(2) **肺胞の収縮に対抗する力**：肺に接する胸膜腔内圧の陰圧．
　吸息と呼息は 2 つの力のつり合いを崩すことによりなされる．

胸膜腔内圧と肺胞内圧の変化：
(1) **吸息時**：胸郭拡大→胸膜腔の陰圧増大→肺胞の拡大→肺胞内圧の陰圧化→外気の肺胞内への流入．
(2) **呼息時**：胸郭縮小→胸膜腔の陰圧減少→肺胞の縮小→肺胞内圧の陽圧化→肺胞内空気の呼出．

換気量と残気量

呼吸に関する肺容積区分は次のように示される（**図 4-2**）．

単一肺気量：
(1) **1 回換気量**：安静時の呼吸で出入りするガスの量．
(2) **予備吸気量**：安静時の吸息から努力してさらに吸入できる最大のガス量．
(3) **予備呼気量**：安静時の呼気から努力してさらに吐き出すことのできる最大のガス量．
(4) **残気量**：肺から最大限に息を吐き出したときに肺に残っているガス量．

単一肺気量の和：
(1) **機能的残気量**：安静時の呼気終了時に肺に残っている量をいう．
　　機能的残気量＝予備吸気量＋残気量
(2) **肺活量**：最大吸気から吐き出せる最大のガス量をいう．
　　肺活量＝予備吸気量＋1 回換気量＋予備呼気量
　　　　　＝全肺容積－残気量
(3) **全肺容積**：最大の吸気を行ったときに肺の中に含まれる全ガス量をいう．
　　全肺容積＝予備吸気量＋1 回換気量＋予備呼気量＋残気量

残気率：残気量の全肺容積に対する百分率をいう．年齢とともに増加する．

図 4-2 肺容積の区分

(図:最大吸気位、最大呼気位を示し、予備吸気量、1回換気量、予備呼気量、残気量に区分。肺活量、機能的残気量、全肺容積を示す)

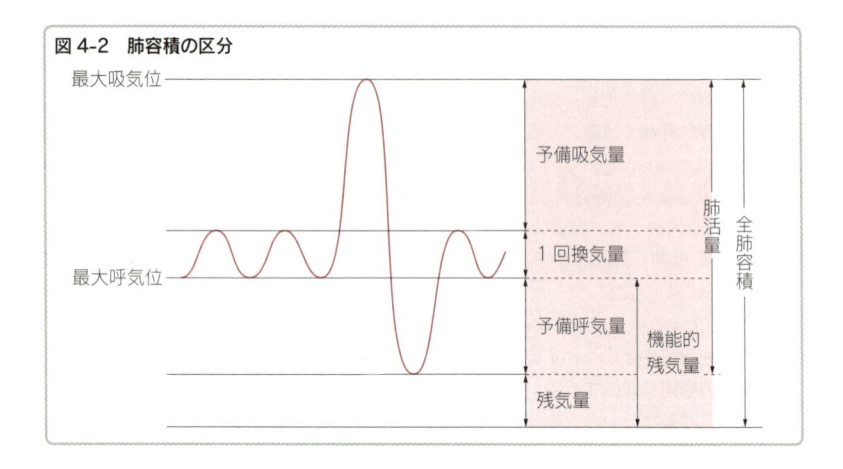

残気率＝残気量／全肺容積

　慢性閉塞性肺疾患（COPD）では，全肺容積の増大に比し相対的に残気量の増大が著しいので，残気率が増大する．

努力肺活量：最大吸気から最大努力により一気に呼出できる最大の空気量をいう．

1秒率(時間肺活量)：初めの1秒間で呼出できる最大の空気量と努力肺活量の比をいう．換気障害で低下する．

> ★換気障害を伴う疾患
> 閉塞性換気障害：1秒率の低下……気管支喘息
> 拘束性換気障害：％肺活量の低下……肺線維症

肺胞換気量と死腔

　肺に流入した大気はすべてがガス交換に利用されるわけでない．1回換気量は肺胞換気量と死腔量に区分できる．

肺胞換気量：1回の換気のうち有効なガス交換にあずかる量をいう．

死腔量：1回換気量のうちガス交換にあずからない量をいう．1回換気量＝肺胞換気量＋死腔量の関係がある．

　死腔量は，気道と気管支の容積に相当する解剖学的死腔量と，肺胞のうちガス交換が行われない病的な肺胞（無効肺胞）の容量をも加えた生理的死腔量とに区別できる．健康成人では2つの死腔量は一致する．

呼吸のための仕事

換気は呼吸筋の仕事によって行われる.必要な仕事量の多寡は肺のコンプライアンスと気道抵抗により決まる.

コンプライアンス:肺の膨らみやすさを意味する.2つの因子に影響される.
(1) 肺胞周囲の弾性線維による収縮力.
(2) 肺胞内表面を被う水分がつくりだす表面張力.
  肺胞立方細胞から分泌されるサーファクタント(界面活性物質)は水の表面張力を低下させ,コンプライアンスを増大させる.
  サーファクタント分泌障害→呼吸困難……新生児呼吸窮迫症候群,肺硝子膜症.

気道抵抗:気道・気管支における空気の通過しやすさに関連する.副交感神経興奮は気管支平滑筋収縮と分泌増大により気道抵抗を増大させる.
気道への分泌増大・気管支平滑筋の収縮→呼吸困難……気管支喘息,肺気腫.

C ガス交換とガス運搬

肺でのガス交換

ガス交換は拡散で行われる.分圧差に従い,酸素は肺胞から血液中へ移行し,二酸化炭素は血液中から肺胞へと移行する.

ガス分圧とは,混合気体において,その成分となるそれぞれの気体分子が示す圧力のことで,混合気体の濃度比率に比例する.

酸素分圧,二酸化炭素分圧の体内での変化

酸素は肺胞から細胞内ミトコンドリアに向けて運搬され,分圧が順次低下していく.ミトコンドリアで生成された二酸化炭素は血中を肺に運ばれて大気中へ呼出される(**表4-1**).

ガス分圧変化の機序:
(1) 外気よりも肺胞気の酸素分圧(P_{O_2})が低下するのは肺胞と静脈血の間での瞬時のガス交換による.

表4-1 各部における酸素分圧(P_{O_2})と二酸化炭素分圧(P_{CO_2})

	外気	肺胞気	動脈血	毛細管血	ミトコンドリア	呼気
P_{O_2}	155	100	95	< 40	〜0.1	120
P_{CO_2}	0.2	40	40	46 >	〜70	30

(単位 mmHg)

(2) 肺胞気よりも動脈血の酸素分圧が低下する理由は気管支静脈血の肺静脈への流入による.
(3) 毛細血管における酸素分圧の低下は酸素を消費する組織・細胞とのガス交換による.
(4) 呼気の酸素分圧が肺胞気よりも高いのはガス交換しない死腔部分(気管・気管支など)が呼気へ混入することによる.

酸素の運搬

体内の酸素は1.5%が血中に物理的に溶存し,98%以上が赤血球のヘモグロビンと結合して運搬される.

ヘモグロビン:鉄を含むヘムと蛋白質のグロビンからなる.1分子は4個のサブユニットからなるので4分子の酸素を結合できる.

酸素解離曲線:ヘモグロビンの酸素結合度と酸素分圧の関係を示したS字曲線をいう.ヘモグロビンは,肺(酸素分圧:100 mmHg)ではほとんどが酸素で飽和し,酸素分圧が低下した末梢血管(酸素分圧:40 mmHg未満)では大部分の酸素を放出する(**図4-3**).

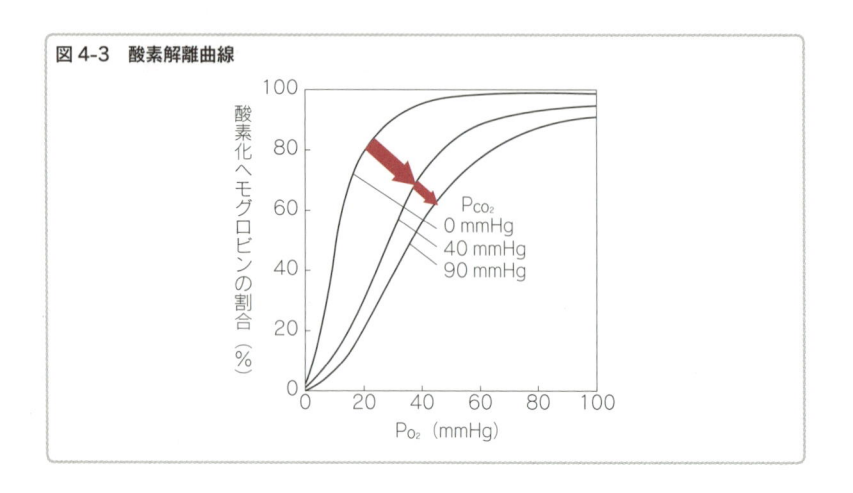

酸素解離曲線に影響する因子:ヘモグロビンからの酸素遊離に影響する因子をいう.解離曲線を偏移させ,右下方偏移で酸素の放出の促進,左上方偏移で酸素の放出の抑制をもたらす(**表4-2**).

図4-3 酸素解離曲線

縦軸:酸素化ヘモグロビンの割合(%)
横軸:P_{O_2} (mmHg)
P_{CO_2} 0 mmHg, 40 mmHg, 90 mmHg

表 4-2　酸素解離曲線に影響する因子

血液温度	上昇		低下	
pH（ボーア効果）	低下	→右下方偏移	上昇	→左上方転移
二酸化炭素濃度	増大		減少	
DPG（糖の中間代謝産物）濃度	増大		減少	

・ヘモグロビンは代謝がさかんで酸素要求度の高い組織細胞で酸素を遊離しやすい．

表 4-3　末梢赤血球中での重炭酸イオンの形成過程

(1) $CO_2 + H_2O \Leftrightarrow H_2CO_3$（炭酸脱水酵素）
(2) $H_2CO_3 \Leftrightarrow H^+ + HCO_3^-$　（HCO_3^- は大部分が赤血球中から血漿中に移行）

・肺毛細血管では逆反応が生じ，血液中から肺胞 CO_2 が拡散してゆく．

二酸化炭素の運搬

二酸化炭素は 8 ％が血中に物理的に溶存し，25 ％がカルバミノ化合物を形成して，67 ％は重炭酸イオンとして運搬される．

カルバミノ化合物：血漿蛋白や赤血球のグロビン蛋白と化学的に反応して形成されるR-NHCOO⁻をいう．

重炭酸イオン（HCO_3^-）：末梢において赤血球中にある炭酸脱水酵素の働きで炭酸ガスと水から形成される（**表4-3**）．

呼吸と酸塩基平衡

二酸化炭素は水と反応し，重炭酸イオンと水素イオンに解離する（表4-3）．このため二酸化炭素は揮発性酸と呼ばれる．

呼吸性アシドーシス：換気障害により二酸化炭素が体内に蓄積し，体液が酸性に傾くことをいう．

呼吸性アルカローシス：過換気により体内の二酸化炭素分圧が低下し，体液が塩基性に傾くことをいう．

D　呼吸調節

肺の伸展受容器，中枢神経系や動脈系に存在する化学受容器の求心情報を受け，呼吸中枢が反射的に呼吸を調節している．調節は体性神経を介して行われるので，大脳皮質による統御も可能になる．

呼吸中枢

吸息中枢と呼息中枢が延髄網様体に，呼吸調節中枢が橋に存在する．

呼吸リズムの形成：呼吸中枢は自動能をもつ．安静時呼吸における呼吸の周期性・リズムの形成の役割を担う．吸息中枢の吸息ニューロンが自動能をもち興奮のリズムを形成するか，吸息ニューロンと呼息中枢の呼息ニューロンとの相互作用が興奮リズムを形成するかのどちらかと考えられている．

呼吸調節中枢：吸気から呼気への転換の促進を行う．

呼吸中枢は体性神経の横隔神経と肋間神経を介して横隔膜と肋間筋をそれぞれ支配している．それゆえ随意的調節も可能である．

呼吸運動の機械受容器反射

肺迷走神経反射（ヘリング・ブロイヤー反射）：肺の伸展受容器からの情報を受け，吸息から呼息に切り替える反射をいう．伸展受容器は気管支・細気管支の平滑筋組織中にある．

反射経路：吸息による肺の拡張→伸展受容器の脱分極→インパルス→迷走神経→吸息中枢の抑制→呼息への移行．

肺の過膨張の阻止．呼息期を早めることによって呼吸の深さを制限する役割をもつ．成人ではヘリング・ブロイヤー反射はほとんど働いていない．

呼吸運動の化学反射

呼吸運動の化学受容器反射：受容器の働きは，中枢では脳脊髄液中のH^+濃度を，末梢では血液中の酸素分圧，二酸化炭素分圧，H^+濃度の変化を感じて換気を調節する．

(1) **中枢化学受容器と反射経路**：血液中の二酸化炭素分圧の上昇→血液脳関門を通過した髄液中二酸化炭素分圧の増大→H^+増大→中枢化学受容器の刺激→呼吸中枢の刺激→換気の促進．

(2) **末梢化学受容器・頸動脈小体，大動脈小体と反射経路**：血液中の二酸化炭素分圧の上昇，pHの低下，酸素分圧の低下→脱分極→インパルス→舌咽神経（頸動脈小体），迷走神経（大動脈小体）→呼吸中枢の刺激→換気の促進．

感度は中枢化学受容器＞末梢化学受容器（頸動脈小体・大動脈体）となる．

呼吸運動の随意性

大脳皮質は延髄呼吸中枢と脊髄運動神経に働きかけ，自発呼吸を抑制したり，意識下に過剰換気を起こすことが可能である．また，辺縁系が関係する情動（強い感情）に伴い，呼吸リズムが変化することもある．

$\mathcal{E}$ 呼吸の異常

呼吸数と呼吸深度の変化

　正常呼吸は毎分 12 〜 24（平均 16）回であるが，運動や病的状態で呼吸の頻度，深さ，規則性が変化する．

呼吸数の変化：
(1) **頻呼吸**：毎分 24 回以上の呼吸→換気量の増大．
(2) **徐呼吸**：毎分 12 回以下の呼吸・休息期の延長の呼吸→換気量の減少．

呼吸の深さの変化：
(1) **過呼吸**：頻度の変化がなく深さが増加→換気量の増大（運動の回復期）．
(2) **減呼吸**：頻度の変化がなく深さが浅く→換気量の減少（呼吸筋麻痺，肺気腫）．

呼吸数・深さの変化：
(1) **多呼吸**：頻度と深さの増大．
(2) **少呼吸**：頻度と深さの減少．

周期性呼吸

　呼吸の頻度，深さのいずれか，あるいは両方が周期的に変動を繰り返すことを周期的呼吸という．チェーン・ストークス型呼吸，ビオー型呼吸，クスマウル型呼吸がある．

チェーン・ストークス型呼吸：心不全，脳腫瘍，尿毒症，重症アシドーシスでみられる．無呼吸→呼吸の深さの漸次増大→漸次減少を特徴とする．呼吸中枢の機能の低下による呼吸運動の対応の時期的遅れによる．

ビオー型呼吸：髄膜炎，脳血管障害，外傷（脳圧亢進）でみられる．深い喘ぎ呼吸と浅い頻回の呼吸→無呼吸の繰り返しを特徴とする．呼吸中枢の失調により二酸化炭素にほとんど反応しないため．

クスマウル型呼吸：代謝性アシドーシス，重症糖尿病，尿毒症の末期でみられる．規則性のない深く大きな呼吸の繰り返し．アシドーシスによる換気の亢進による．

演習問題 — 呼吸

1. 呼吸器は（　　　）と肺胞からなる．
2. 肺胞は外側の無数に走行する毛細血管と（　　　）交換を行う．
3. 安静時呼吸に関係するのは（　　　）筋と横隔膜である．
4. 努力性呼息では（　　　）筋と腹壁筋も収縮する．
5. 胸膜腔は呼吸時にも（　　　）圧が保たれている．
6. 1回換気量は（　　　）時の呼吸で肺に出入りする空気量である．
7. 肺活量は全肺容積から（　　　）を差し引いたものである．
8. 肺活量は（　　　）と1回換気量と予備呼気量の和である．
9. 気管支喘息では（　　　）率の低下がみられる．
10. 死腔量とは1回換気量から（　　　）を差し引いたものである．
11. 呼吸のための仕事量を決めるのは（　　　）と気道抵抗である．
12. 呼気は肺胞気より酸素分圧が（　　　）い．
13. ヘモグロビンの酸素飽和度は（　　　）分圧が高ければ高くなる．
14. 酸素解離曲線を右下方偏移させるのは血液の（　　　）低下,（　　　）上昇,二酸化炭素濃度増大がある．
15. 赤血球は酸素のみならず（　　　）の運搬に関係している．
16. 赤血球は炭酸脱水酵素を有しており，二酸化炭素を（　　　）イオンと（　　　）イオンに分解する．
17. 吸息中枢は（　　　）に存在し，（　　　）能を有する．
18. ヘーリング・ブロイヤー反射では肺の伸展情報が（　　　）神経経由で呼吸中枢に伝わり，呼吸は吸息から（　　　）に切り替わる．
19. 末梢化学受容器は動脈血の酸素分圧,（　　　）分圧, 水素イオン濃度を感じる．
20. チェーン・ストークス型呼吸がみられる疾患に（　　　）などがある．

CHAPTER 5
栄養と代謝

　栄養は，生物がその生命を維持し，成長していくために必要な成分を，食物を摂取することにより外部から補給することである．食物は，絶えず消費されるエネルギーを補給するだけではなく，身体の構成成分となるもの，生理的機能を維持するために必要なものを補給する．食物から吸収された栄養成分（栄養素）は，体内でさまざまな変化過程を経て，種々の物質やエネルギーに変換される．この過程を代謝という．

A 栄養素

栄養素の種類と働き

　栄養素は，生命を維持するために外界から取り込み利用する物質である．栄養素は，主栄養素と補助栄養素，有機栄養素と無機栄養素に分けられ，水や核酸（DNA，RNA）は栄養素には含めない．

栄養素の種類：栄養素には，糖質（炭水化物），蛋白質，脂質，無機質（ミネラル），ビタミンの5種類（五大栄養素）がある．このうち，糖質，蛋白質，脂質を主栄養素（三大栄養素）と呼び，無機質，ビタミンを補助栄養素と呼ぶ．

栄養素の働き：栄養素の働きには，体の構成成分，エネルギー源，体の調節機能の3つがある．

(1) **体の構成成分**：人体に含まれる水分を除いて，蛋白質が約50％，脂質が約38％，ミネラルが約10％で，糖質は2〜3％にすぎない．糖質はヒトが摂取する栄養素量としては最大（60〜80％）であるが，人体の構成成分としてはわずかに残るのみで，その多くはエネルギー源として働く．

(2) **エネルギー源**：糖質，脂質，蛋白質（三大栄養素）がエネルギー源となる．エネルギーは，筋肉を動かす身体活動のみならず，神経伝達，物質の合成，体温の維持など，さまざまな場面で必要となる．

(3) **体の調節機能**：蛋白質，無機質，ビタミンが，単独で，あるいは酵素やホルモンの材料となって生体の調節に働く．

糖質（炭水化物）

　糖質は $C_n(H_2O)_m$ の化学式で示される構造をもつため，炭水化物ともいう．糖質には，酵素で消化されるものと，消化されないもの（食物繊維）がある．

糖質の種類：糖質には，単糖類，二糖類，多糖類がある．二糖類，多糖類は，単糖類が

結合したものである.
- (1) **単糖類**：単糖類には，グルコース（ブドウ糖），フルクトース（果糖），ガラクトース，マンノースが含まれる．単糖類は，糖質の最小単位で，小腸で吸収された後，すべてグルコースに変換され，血糖として各臓器へ供給される．
- (2) **二糖類**：二糖類には，スクロース（ショ糖），マルトース（麦芽糖），ラクトース（乳糖），トレハロースが含まれる．二糖類は2個の単糖類が結合したものである．スクロースはグルコースとフルクトース，マルトースはグルコースが2つ，ラクトースはグルコースとガラクトースが結合したものである．二糖類は小腸の膜消化で単糖類に分解される．
- (3) **多糖類**：多糖類には，デンプン，グリコーゲン，また，食物繊維であるセルロースが含まれる．デンプンは植物の糖質の貯蔵形態で，グリコーゲンは動物の糖質の貯蔵形態である．人体内のグリコーゲンは肝臓や筋肉に貯蔵され，血糖の補給，運動エネルギー源として使用される．

糖質の働き：エネルギー源として重要であり，糖質は1g当たり約4kcalのエネルギーをもつ．摂取した糖質の多くはエネルギーとして消費されるが，余分なものは脂肪として蓄積される．また，五炭糖のリボースは，核酸の構成成分である．

蛋白質

蛋白質は，多数のアミノ酸がペプチド結合した高分子である．蛋白質は体の構成成分であるとともに，酵素やホルモンとして体の調節機能にも重要な働きをする．また，必要に応じてエネルギー源としても利用される．

蛋白質の種類：単純蛋白質と複合蛋白質がある．
- (1) **単純蛋白質**：アミノ酸だけで構成されているもの．
- (2) **複合蛋白質**：アミノ酸以外の成分も含むもの（糖蛋白質，リポ蛋白質など）．

アミノ酸：蛋白質を構成するアミノ酸は20種類で，必須アミノ酸と非必須アミノ酸とがある．
  必須アミノ酸：体内で合成されないアミノ酸を必須アミノ酸という．必須アミノ酸は食物として摂取しなければならない．必須アミノ酸は9種類ある（バリン，ロイシン，イソロイシン，スレオニン，メチオニン，フェニルアラニン，トリプトファン，リジン，ヒスチジン）．トロリーバスフメイと覚える．

蛋白質の働き：摂取された蛋白質はアミノ酸に分解された後，細胞内で遺伝子の指示に従って生体に必要な各種の蛋白質に再び合成される．それらは酵素やホルモン，膜蛋白質（イオンチャネル，受容体など）として多様な役割をもつ．またエネルギー源としても利用される（1g当たり約4kcal）．

脂 質

糖質とともにエネルギー源として重要な栄養素である．1g当たり約9kcalという高いエネルギーをもつ．摂取した脂質のうち余分なものは皮下や内臓の脂肪として貯蔵される．

脂質の種類：単純脂質と複合脂質に分けられる．
(1) 単純脂質：脂肪酸とグリセロール（グリセリン）が結合した物質をいう．ほとんどが中性脂肪（トリグリセリド）で，グリセロールに脂肪酸が3個結合したものである．
(2) 複合脂質：脂肪酸とグリセロールのほかに，リン酸，糖を含むもの．リン脂質（レシチンなど），糖脂質（ガングリオシドなど）．

脂肪酸：二重結合がない飽和脂肪酸と二重結合がある不飽和脂肪酸に分けられる．不飽和脂肪酸には必須脂肪酸であるリノール酸，リノレン酸，アラキドン酸が含まれ，これらは体内で合成されないため，食品中から摂取しなければならない．

コレステロール：細胞膜の構成成分，胆汁酸，ステロイドホルモン（性腺ホルモン，副腎皮質ホルモン），ビタミンDなどの合成の母体（前駆物質）である．

リポ蛋白質：脂質は非水溶性であるため，蛋白質と結合してリポ蛋白質となって血液中を輸送される．リポ蛋白質は，カイロミクロン，超低密度リポ蛋白質（VLDL），低密度リポ蛋白質（LDL），高密度リポ蛋白質（HDL）に分けられる．カイロミクロンはトリグリセリドの輸送，LDLは組織へコレステロールを輸送，HDLは不要なコレステロールを肝臓に運搬する．LDLは悪玉コレステロール，HDLは善玉コレステロールとも呼ばれる．

脂質の働き：トリグリセリドはエネルギー源となる．脂溶性ビタミンの吸収には脂質が不可欠である．また，リン脂質は脂質二重層となって，細胞膜を構成する．

無機質

無機質（ミネラル）は生体に多く含まれているカルシウム，リンなどの主要元素と少量しか含まれない鉄，亜鉛などの微量元素に分けられる．カルシウムやリンは骨や歯の主成分である．また，ナトリウム，カリウム，クロムは浸透圧や体液量の調整などに働く．

無機質の種類と働き：表5-1参照．

ビタミン類

ビタミンは，体内で合成されないため，食品として摂取しなければならない．主として代謝の触媒として，ごく微量で作用する．

ビタミンの種類と働き：ビタミンは，脂溶性ビタミンと水溶性ビタミンに分けられる．種類と働きは，**表 5-2** 参照．

表 5-1 無機質の概要

	生理作用	ヒトにおける欠乏症
亜鉛	各種酵素の構成成分，核酸の構成成分	味覚障害，嗅覚障害，脱毛，皮膚炎，夜盲症
カルシウム	骨や歯の形成，筋肉の収縮，血液凝固，洞調律の維持	筋肉痛，テタニー，不整脈
カリウム	神経や筋肉の機能維持	筋力低下，痙攣
鉄	赤血球のヘモグロビン・筋肉中のミオグロビンの構成成分	鉄欠乏性貧血
銅	各種酵素の構成成分	貧血，疲労感，皮下出血，心肥大
ナトリウム	体液バランスの維持，神経や筋肉の機能維持	嘔吐，下痢
マグネシウム	骨や歯の形成，神経や筋肉の機能維持	食欲不振，疲労感，痙攣，脱力感

表 5-2 ビタミンの概要

		生理作用	欠乏症状
脂溶性	ビタミン A	光受容体の構成要素，正常な成長過程を維持，皮膚の保全	夜盲症，皮膚の角化
	ビタミン D	小腸でのカルシウム・リンの吸収を促進	くる病，骨軟化症
	ビタミン E	抗酸化作用	溶血
	ビタミン K	プロトロンビンの形成（血液凝固に必要）	出血性疾患
水溶性	ビタミン B_1	糖代謝	脚気，神経症状
	ビタミン B_2	酸化還元反応	口角炎，皮膚炎
	ビタミン B_6	アミノ酸代謝	皮膚炎
	ビタミン B_{12}	赤血球の形成，アミノ酸代謝	悪性貧血，神経症状
	ビタミン C	コラーゲン合成，抗酸化作用	壊血病，貧血，出血

水

細胞，血液，リンパ液，組織液，消化液の成分であり，成人では男性の体重の 60 ～ 70 ％，女性の体重の 50 ～ 60 ％を占める．また，食物の消化・吸収，老廃物の排泄，体温調節にも重要な役割を果たしている．

B エネルギー代謝の基礎

エネルギー代謝の概念

体温の維持,消化・吸収,運動,発育など,生命活動には絶えずエネルギーが必要となる.エネルギー源となるのは食品から摂取された栄養素で,呼吸によって得られる酸素で栄養素が酸化され,その際に発生するエネルギーを利用する.大半は熱エネルギーとして体温の維持に使われるが,アデノシン三リン酸(ATP)に蓄えられて,骨格筋の運動や神経伝導などのエネルギーとして利用される.

同化と異化:体内に摂取された栄養素がさまざまな過程を経て生体構成物質に合成される過程を同化という.これに対して,栄養素が分解されるなどの過程を異化という.異化の過程ではエネルギーが生産され,特にミトコンドリアでは酸化的リン酸化によって大量の ATP が産生される(図 5-1).

代謝:同化と異化の過程をまとめて代謝という.一般に同化の過程ではエネルギーを消費し,異化の過程ではエネルギーを生産する.代謝をエネルギーの観点からみたものが,エネルギー代謝である.

ATP の構造と働き

エネルギーは,高エネルギーリン酸結合物である ATP(図 5-2)の加水分解によって得られる.ATP が分解されると ADP(アデノシン二リン酸)とリン酸になり,その際にエネルギーを出す(ATP 1 mol 当たり約 7 kcal).このエネルギーが,生体の活動に利用される.一方,ATP の合成は,主に細胞質基質で進行する嫌気的代謝,ミトコンドリアで行われる好気的代謝の 2 つの経路で行われる.ATP の合成と分解は常に同時に進行している.

嫌気的代謝

グルコースは,酸素の供給なしで酵素の働きによりピルビン酸に分解される.この過程を解糖という.解糖では,1 mol のグルコースから 2 mol の ATP が得られる.

解糖:細胞質基質で多数の酵素が関与する代謝系(解糖系)によってグルコースが分解されてピルビン酸を生成する機構.解糖系では酸素は関与しない.

TCA 回路:糖,脂質,蛋白質の分解によって生じるアセチル CoA を酸化して,放出されたエネルギーを電子伝達系,酸化的リン酸化反応系と共役することにより,効率的に ATP が産生される回路で,反応過程でクエン酸を生成するため,クエン酸回路とも呼ばれる.

β酸化:ミトコンドリアで,脂肪酸が酸化的に分解される過程をいう.中性脂肪(トリ

図 5-1 糖質, 脂質, タンパク質の代謝経路（異化）とその相互関係

(佐藤昭夫ら, 1995 より改変)

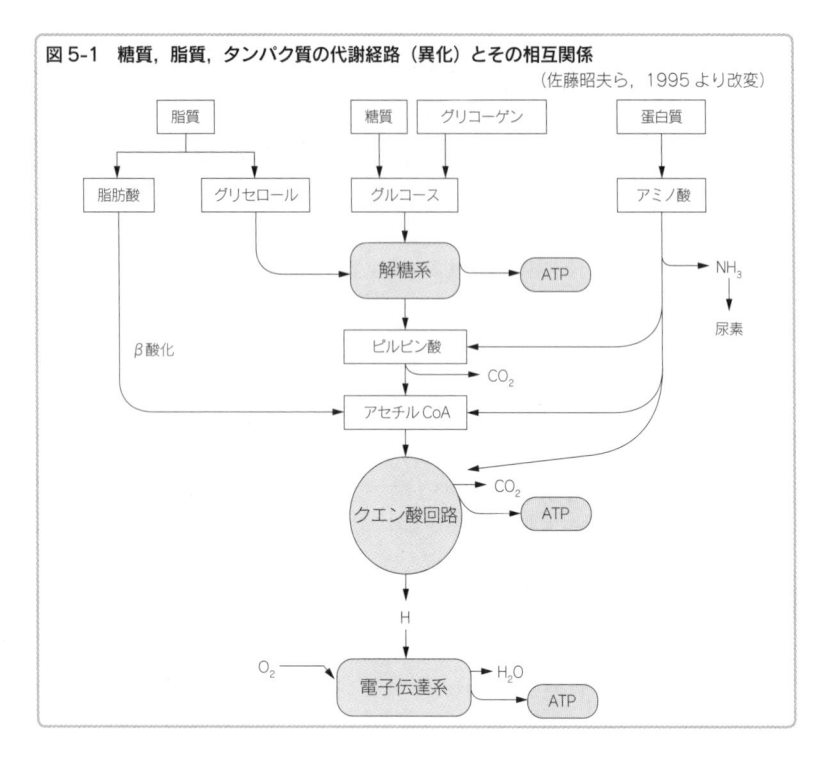

```
     [脂質]              [糖質] [グリコーゲン]         [蛋白質]
      │                    │      │                    │
   ┌──┴──┐                 └──┬───┘                    │
[脂肪酸][グリセロール]      [グルコース]              [アミノ酸]
   │       │                   │                        │
   │       └──────────→ ┌─────────┐ → ATP              │
   │                    │  解糖系  │                     │ → NH₃
   │                    └─────────┘                     │    ↓
   │                         │                          │   尿素
   │                         ↓                          │
   │                    ┌─────────┐ ←──────────────────┤
   │ β酸化              │ ピルビン酸│                     │
   │                    └─────────┘                     │
   │                         │ → CO₂                    │
   │                         ↓                          │
   └─────────────→  ┌──────────────┐  ←────────────────┤
                    │  アセチル CoA  │
                    └──────────────┘
                            │
                            ↓        → CO₂
                    ┌──────────────┐
                    │  クエン酸回路  │ → ATP
                    └──────────────┘
                            │
                            ↓ H
         O₂ →      ┌──────────────┐ → H₂O
                    │   電子伝達系   │ → ATP
                    └──────────────┘
```

図 5-2 ATP の構造

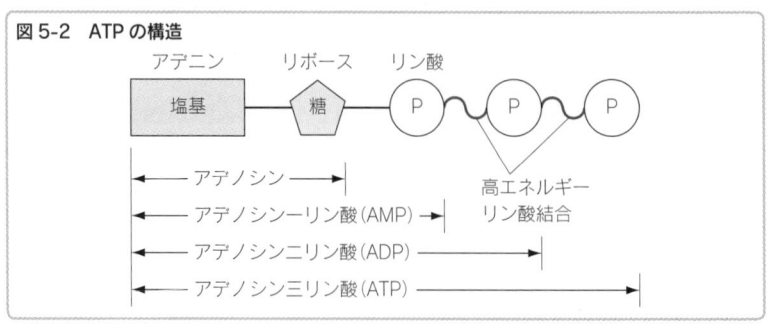

アデニン　　リボース　　リン酸

[塩基] ─ (糖) ─ (P)〜(P)〜(P)

高エネルギーリン酸結合

|← アデノシン →|

|← アデノシン一リン酸 (AMP) →|

|← アデノシン二リン酸 (ADP) →|

|← アデノシン三リン酸 (ATP) →|

グリセリド）は，脂肪酸とグリセロールに分解され，脂肪酸はミトコンドリアでアセチルCoAとなり，TCA回路（クエン酸回路）に入る．この系では最終的に129 molのATPが得られる．脂肪酸がアセチルCoAに分解される過程をβ酸化という．

好気的代謝

好気的な代謝においても，グルコースは，はじめは解糖系で酵素により分解され，ピルビン酸となる．ピルビン酸はミトコンドリアでアセチルCoAとなり，TCAサイクル（クエン酸回路）を経て，さらに電子伝達系（呼吸鎖）に送られてリン酸化され（酸化的リン酸化過程），ATPが産生される．

電子伝達系：中間代謝産物の酸化還元反応によって生まれた電子が，最終的にO_2を還元し，H_2Oになる過程で行われるリン酸化反応．ミトコンドリアで行われる．この反応によりADPがリン酸化されATPが合成される．

酸化的リン酸化反応：生体内で栄養素を酸化する過程で生じたエネルギーを利用して，ADPとPi（無機リン）とからATPを合成する反応．

C 栄養素の代謝

糖質の代謝

ATPの産生：糖質の代謝では，グルコースの代謝が最も重要である．解糖系→TCA回路を経てCO_2とH_2Oに分解されるが，この過程でグルコース1分子から38分子のATPが産生される．

グリコーゲンの合成と分解：食事後に生じる過剰なグルコースは，肝臓や骨格筋の細胞に取り込まれて，グリコーゲンとして貯蔵される．血糖値が低下すると肝臓のグリコーゲンが分解されてグルコースが血液中に供給される．骨格筋のグリコーゲンは，筋肉の運動の際に利用される．

糖新生：肝臓に貯蔵されるグリコーゲンは少量である．空腹時にはまず肝臓のグリコーゲンを利用するが，その供給が不足したときは，肝臓で糖質以外のアミノ酸，グリセロールからグルコースが合成される．糖新生は解糖系とは逆の流れで行われる．

アミノ酸・脂質の合成：TCA回路の中間代謝産物を素材として，アミノ酸，脂肪酸が合成される．

乳酸：激しい運動を行うと骨格筋ではATPの消費が増大し，好気的代謝に必要な酸素供給が間に合わなくなり，解糖系（嫌気的代謝）だけでATPの補給を行うようになる．解糖で生じた大量のピルビン酸は乳酸に変化し，この乳酸は筋肉に蓄積し，筋疲労を引き起こす．

蛋白質の代謝

細胞の主要な成分である蛋白質は絶えずアミノ酸に分解され，同時に食物から摂取されたアミノ酸が素材となって，生体に必要な新しい蛋白質が合成される．

蛋白質の合成：腸で吸収されたアミノ酸は，血液中を細胞に運ばれて，それぞれの臓器特有の蛋白質やポリペプチドに合成される．

アミノ酸の合成：アミノ酸は，中間代謝産物や他のアミノ酸を素材として合成される．

蛋白質・アミノ酸の分解：蛋白質はアミノ酸に分解される．アミノ酸はアミノ基転移酵素の働きで有機酸とアンモニアに分かれ，有機酸はTCA回路に入ってATPに変換されエネルギーとして利用される．アンモニアは肝臓で尿素となり，尿中に排泄される．

尿素回路：アミノ酸の分解により生成されたアンモニアを毒性の低い尿素とするために機能する代謝過程（主として肝臓）を尿素回路という．

脂質の代謝

脂質の代謝では，①トリグリセリドの分解により脂肪酸がアセチルCoAとなり，TCA回路に入ってATPが産生され，②糖やアミノ酸が過剰な場合にはアセチルCoAは脂肪酸に合成され，③また，アセチルCoAはコレステロールを合成する．

トリグリセリドの分解：トリグリセリドは脂肪酸とグリセロール（グリセリン）に分解され，グリセロールは解糖系に入る．脂肪酸はβ酸化によりアセチルCoAとなって，TCA回路でATPに変換される．TCA回路は糖質の代謝経路でもあり，糖質の代謝がさかんなときは脂質の代謝もさかんとなる．

ケトン体の産生：β酸化で生じるアセチルCoAがTCA回路に入るためにはオキサロ酢酸が必要になるが，絶食しているとオキサロ酢酸は糖新生に利用され，TCA回路では不足し，アセチルCoAはアセト酢酸などのケトン体になる．ケトン体は酸性度が高くアシドーシスの原因となる．

コレステロール代謝：コレステロールは食物からも摂取されるが，肝臓で大量に合成される．コレステロールは，胆汁酸，ステロイドホルモンの素材となる．

空腹期と満腹期（吸収期）の代謝

血糖（血液中のグルコース）によって体内に主要なエネルギー源が供給されており，血糖値を一定に保つ機構がある．このためホルモンによって調節されながら，代謝が行われている．空腹期には脂肪酸，ケトン体が血液中に放出され，血糖の役割を補う．

空腹期の代謝：脂肪組織の中性脂肪が重要なエネルギー源となる．グルカゴンなどのホルモンでコントロールされている．

(1) **グルコースの血中への供給**：次の2つの方法により肝臓から供給される．
　①グリコーゲンの分解（肝臓）
　②糖新生（肝臓）
　　しかし，肝臓に蓄積されたグリコーゲンは少量であり，また糖新生だけでも，十分なグルコースを供給できない．

(2) **脂肪の分解促進とグルコースの使用制限**
　　中枢神経系*以外はグルコースの使用をやめ，脂肪酸を利用する．脂肪細胞の中性脂肪が分解され，脂肪酸を血中に遊離する．これらの脂肪酸は神経系以外の組織に入り，β酸化によってミトコンドリアでアセチルCoAが切り出され，エネルギー源となる．
　　肝臓では，脂肪酸から生じた大量のアセチルCoAからケトン体を生じる．血中に遊離されたケトン体は脳や筋のエネルギー源となる．しかし，大量のケトン体はアシドーシスを引き起こす（アセチルCoAからグルコースは生じないので脂肪酸は糖新生の材料とはならない）．

*脳はほとんどグルコースのみを栄養源とする．

満腹期（吸収期）の代謝：インスリンなどでコントロールされている．
余った栄養は主に脂肪として蓄えられる．

(1) **グルコースの吸収の促進**
　　インスリンによって，肝臓，筋，脂肪細胞で吸収が高まる．肝，筋ではグリコーゲンを合成する．肝，脂肪細胞ではアセチルCoAから脂肪酸，脂肪を合成する．

(2) **余分のアミノ酸，脂肪酸の代謝**
　　ほとんどは肝臓，脂肪細胞で代謝され，脂肪として貯蔵される．

D 食物と栄養

三大栄養素の生理的燃焼値

栄養素のエネルギー生産量：糖質，脂質，蛋白質が分解されて放出されるエネルギー（アトウォーター係数）は，それぞれ約4 kcal/g，約9 kcal/g，約4 kcal/gである．これらは，熱として利用されるほか，アデノシン三リン酸（ATP）に蓄えられる．

呼吸商：呼吸商（RQ）は，消費されるO_2と発生するCO_2の量の比（CO_2/O_2）である．三大栄養素が燃焼した場合，栄養素によってRQが異なる．糖質のRQは1，脂質は0.7，蛋白質は0.8で，通常の日本人の食事のRQは0.82とされている（1に近いほど，糖質の割合が高いことを示す）．また，非蛋白呼吸商は，糖質と脂質のみの燃焼によるものを指す．

カロリー：1カロリー（1 cal）は，1 mLの水を1℃上昇させる熱量（エネルギー量）

である．通常は 1 cal の 1,000 倍の 1 kcal が栄養学の単位として用いられる．

基礎代謝

人は活動せずにじっとしていても，生命を維持するためにエネルギーを消費する．このエネルギーを基礎代謝（BM）という．BM は，目覚めているときの心臓の拍動，呼吸，体温の維持など，最小限のエネルギー代謝である．24 時間当たりの基礎代謝の量は，基礎代謝量（基礎代謝率）と呼ばれ，日本人の男性で約 1,500 kcal/ 日，女性で約 1,200 kcal/ 日である．基礎代謝量は体表面積当たりで表すと個人差が少ない（基礎代謝量は体表面積に比例する）．

基礎代謝に影響を与える因子：年齢，性，環境温度などにより基礎代謝量が異なる．高齢者より幼児が高く，女性より男性が高く，夏より冬が高くなる．また，甲状腺ホルモンが過剰に分泌されると基礎代謝量は高まる（バセドウ病）．

特異動的作用

食物を摂取した後は，安静にしていても消化管運動がさかんになり，代謝量が増加して熱が発生する．この熱産生,代謝の亢進を特異動的作用（食事誘発性熱産生）と呼ぶ．

演習問題 — 栄養と代謝

1. 三大栄養素とは（　　　　），（　　　　），（　　　　）である．
2. 補助栄養素とは（　　　　），（　　　　）を指し，エネルギー源とならないが人体に必須の栄養素である。
3. 無機質は（　　　）とも呼ばれ，代表的な無機質には（　　　），（　　　），（　　　），亜鉛，鉄，銅，マグネシウムなどがある．
4. 単糖類には（　　　），（　　　），（　　　），マンノースがある．
5. 二糖類には（　　　），（　　　），（　　　），トレハロースがある．
6. 蛋白質は多数の（　　　）が結合したものである．
7. ステロイドホルモンや細胞膜の構成には（　　　）が必要である．
8. （　　　）は悪玉コレステロール，（　　　）は善玉コレステロールと呼ばれる．
9. 脂溶性ビタミンにはビタミン（　　　），（　　　），（　　　），（　　　）の4つがある．
10. カリウムの不足は（　　　）や（　　　）を引き起こす．
11. ビタミンCの不足は（　　　）や（　　　），出血を引き起こす．
12. 体内に摂取された栄養素が生体構成物質に合成されることを（　　　）という．
13. 嫌気的代謝は主に（　　　）で行われ，1 mol のグルコースから（　　　）mol の ATP が産生される．
14. 好気的代謝は主に（　　　）で行われ，1 mol のグルコースから（　　　）mol の ATP が産生される．
15. 体内において最も代表的なエネルギー源は（　　　）である．また，脳は（　　　）のみを栄養源とする．
16. 体内で余分となったグルコースやアミノ酸は（　　　）として体内に貯蔵される．
17. 1g 当たりのエネルギーは糖質が（　　　）kcal、蛋白質が（　　　）kcal、脂質が（　　　）kcal である．
18. 呼吸商は糖質では（　　　），脂質では（　　　），蛋白質は（　　　）である．
19. 生命を維持するために必要な最低限のエネルギーを（　　　）と呼ぶ．
20. 食事を摂取したときに代謝量が増加することを（　　　）と呼ぶ．

CHAPTER 6
消化と吸収

A 消化器の働き

役 割

役割：食物の摂取，消化，吸収，老廃物の排泄を行う．
消化：口腔内に摂取した食物を消化管で吸収可能な状態にまで分解することをいう．機械的（物理的）消化と化学的消化に大別される．
  機械的消化：蠕動運動，振子運動，分節運動によって食物を破砕し，消化液を混和させることをいう．
  化学的消化：酵素によって栄養素を加水分解し，消化管壁から血管・リンパ管内に栄養分を吸収できる形にすることをいう．
吸収：消化された物質を消化管壁から体内に取り込む作用をいう．

構 成

消化器系は，消化管と消化腺とからなる（図6-1）．
消化管：口腔，咽頭，食道，胃，小腸（十二指腸，空腸，回腸），大腸（盲腸，結腸，直腸）からなる．長さは全長約9mである．
消化管壁：内表面から粘膜，筋層，漿膜からなる．消化管の筋層は，一般的に内層は輪走，外層は縦走する2層の平滑筋からなる．ただし口腔，咽頭，食道上部，会陰筋に属する外肛門括約筋は横紋筋，食道中部は横紋筋と平滑筋が混在している．
消化腺：消化に関係する液を分泌する外分泌腺で，唾液腺（口腔腺），胃腺，十二指腸腺，小腸腺，肝臓，膵臓などがある．

神経支配

消化管を支配する神経系には内在性神経系と外来性神経系がある．
内在性神経系：壁内神経叢とよばれる消化管壁内にある神経細胞の集団をいう．内層の輪走筋と外層の縦走筋との間にはアウエルバッハ神経叢（筋層間神経叢）がある．粘膜下層と内層の輪走筋との間にはマイスネル神経叢（粘膜下神経叢）がある．
　壁内神経叢は自律神経の支配を受けて，平滑筋，消化管ホルモン分泌細胞（基底顆粒細胞）を支配している．自律神経が切断されても，壁内神経叢が網目状に分布するため，消化管の基本的な機能は保持される．

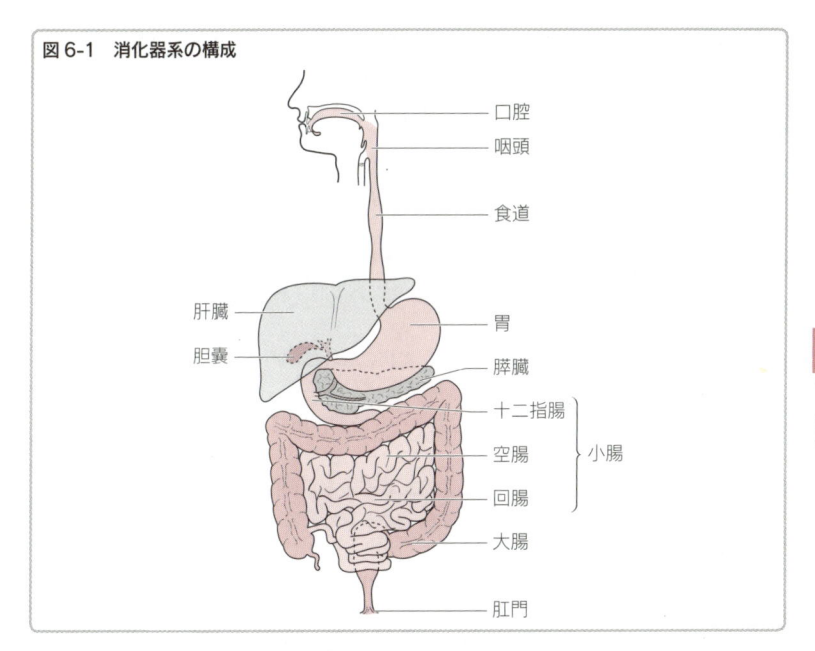

図 6-1 消化器系の構成

口腔
咽頭
食道
肝臓
胆嚢
胃
膵臓
十二指腸
空腸 ┐
回腸 ┘ 小腸
大腸
肛門

消化と吸収

外来性神経系：交感神経と副交感神経からなり，内在性神経系を支配している．

B 消化管の運動

運動とその調節

嚥下：舌，咽頭，食道の協調運動により，食塊が咽頭と食道を経由して胃に送られる運動である．嚥下は3相に区別する．

1相は随意運動，2相と3相は延髄の嚥下中枢を介する反射運動である．嚥下運動に関与する神経は三叉神経，舌咽神経，迷走神経，舌下神経があげられる．

- **1相（口腔相）**：食塊を口腔から咽頭腔へ随意的に送る．口唇閉鎖（顔面神経），下顎固定（三叉神経），舌を硬口蓋に固定（舌下神経），咽頭に押し出す．
- **2相（咽頭相）**：食塊が咽頭粘膜に触れると刺激は脳幹の嚥下中枢へ伝えられ，咽頭筋群が反射的に収縮し，食塊は咽頭腔から食道へ移動する．このとき，軟口蓋は挙上して後鼻腔を閉鎖する．喉頭蓋は喉頭を閉鎖し，声門を閉じる（気管の閉鎖）．
- **3層（食道相）**：蠕動運動により食塊は食道から胃へ移動する．胃に到達するまで5

〜10秒かかる．蠕動運動は迷走神経による反射機構で制御されているので，中枢神経系の障害があると嚥下障害が起こる．

蠕動運動：輪状筋の収縮がゆっくり進行して，内容物が移動する基本的な運動．

胃の運動

胃の内容物：食道からの内容物が胃に入ると反射的に胃壁は弛緩し（受け入れ弛緩），胃体の下部へ層状に積み重なり，一時貯蔵される．

胃の内容量：胃の内容量は1〜1.5Lである．

蠕動運動：胃壁の蠕動運動は，噴門部から始まり幽門部に向かう．収縮は大彎上部の歩調とり部からの興奮により1分間に3回ぐらい生じ，胃の内容物を混和し，粥状にする．

内容の排出：蠕動運動が幽門部に至ると，粥状のものは幽門から少量ずつ十二指腸へ排出される．

停滞時間：糖質食2〜3時間，蛋白食3〜4時間，脂肪食4〜6時間．アルコールは胃壁から少量吸収される．

胃の運動の調節：平滑筋の性質（伸展すると収縮する），自律神経，ホルモンが関与する．

神経：副交感神経（迷走神経）は，蠕動運動と胃液分泌とを促進し，交感神経（腹腔神経叢の枝）は，これらを抑制する．

ホルモン：ガストリン-胃酸分泌促進，モチリン-蠕動運動促進など．

小腸の運動

小腸の運動：壁内神経叢とこれを調節する自律神経が関係する．胃からきた粥状の内容物が小腸にくると，運動が起こり消化液と混和して，必要なものを吸収しながら内容物を大腸に送る．正常な小腸での運動には分節運動・振子運動・蠕動運動がある（図6-2）．

分節運動：輪走筋が一定の間隔を置いて，収縮と弛緩とを交互に繰り返す運動で，いくつかのくびれができる．この運動は，小腸では毎分数回以上生じ，数分〜数十分持続する．消化管の内容物と消化液の混和を行う．

振子運動：縦走筋だけの収縮運動．消化管の縦方向の伸縮運動．内容物と消化液の混和を行う．

蠕動運動：輪走筋の収縮がゆるやかに進み内容物は吻側から肛門に向かって進む．糜粥の移動は幽門から回盲弁まで3〜10時間かかる．十二指腸では逆方向の蠕動運動もあり，消化管の内容物と消化液の混和を行う．

胃回腸反射：胃に内容物が入ると，回盲括約筋と回盲弁が弛緩し，回腸の蠕動運動が亢進する反射をいう．

回盲弁：結腸の内容物が小腸へ逆流するのを防ぐ．

回盲括約筋：回盲弁の手前にある回盲括約筋はふだんは軽く収縮して，糜粥が回腸で消化吸収されるように働いている．

図 6-2 消化管運動

分節運動　　　　振子運動　　　　蠕動運動

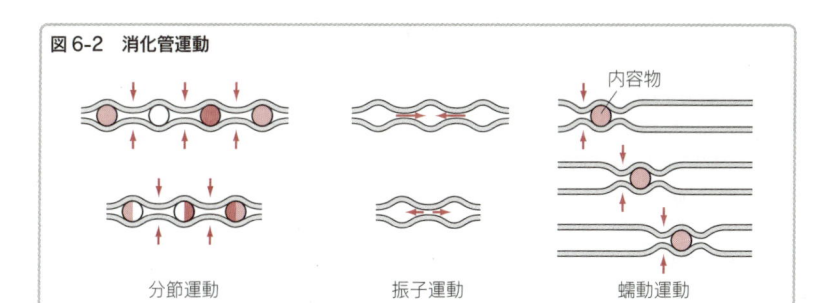

小腸の運動調節：運動は自律神経支配により調節を受けている．副交感神経（迷走神経）は促進的に，交感神経（腹腔神経叢の枝）は抑制的に作用する．ただし自律神経（外来神経）を切断しても，小腸は自動的に動くことができる．蠕動運動には壁内神経，分節運動には平滑筋自体の性質が関与している．

大腸の運動

大腸：大腸は長さ 150〜170 cm，盲腸（虫垂），結腸，直腸（肛門）からなる．

結腸の機能：結腸は内容物から水分，電解質を吸収し，未消化物の一部は細菌により分解される．未消化物，腸内細菌，粘液などで糞便形成して排泄する．

　大蠕動：胃大腸反射と十二指腸大腸反射とがある．

　　胃大腸反射：胃に食物が入ってきたことで起こる反射であり，大腸の大蠕動を引き起こす．食後すぐに起こる便意はこの胃大腸反射による．

　　十二指腸大腸反射：十二指腸に食物が入ってきたことで起こる大腸の蠕動運動亢進をもたらす反射をいう．

大腸の運動：分節運動，蠕動運動，逆蠕動，大蠕動がある．

　分節運動：主に横行結腸で起こり，腸内容の撹拌吸収を促す．

　蠕動運動：ゆっくりした速度で内容物を輸送する．

　逆蠕動：通常の蠕動運動とは逆方向に起こる．盲腸から上行結腸で起こる．水分吸収と細菌による分解とが起こる．水分量が適量になると通常の蠕動運動になる．

　大蠕動（総蠕動）：横行結腸からS状結腸で起こる広範囲の平滑筋が同時に収縮する急激な強い蠕動．

大腸の神経調節：

　副交感神経（骨盤神経）：大腸の運動を促進．

　交感神経（下腹神経）：大腸の運動を抑制．

大腸の分泌機能：大腸粘膜から液（アルカリ性，粘液に富む，消化酵素はない）を分泌する．粘液は大腸壁の保護，内容物の移動の潤滑油として作用．

腸内細菌：多数の細菌が常在．食物繊維は腸内細菌により醗酵し，酪酸，酢酸，CO_2，

H₂,メタンガスなどが発生する.アミノ酸からはインドール,スカトールなどが生成される.

結腸と直腸の運動

肛門：内肛門括約筋と外肛門括約筋とがある.

内肛門括約筋：輪状の平滑筋,交感神経で収縮,副交感神経で弛緩する.

外肛門括約筋：肛門は横紋筋（随意筋）の緊張性収縮によって閉じられている.体性神経（陰部神経）に支配されている.

糞便形成：摂取した食物は,S状結腸（大腸末端）に達するのに10〜20時間かかる.大腸に到達した液状の腸管内容物約400 mL/日は,主に水分と塩分とが吸収され,約100〜150 mLの糞便になる.

排便：反射による.

求心路：直腸には通常糞塊がない.結腸の総蠕動により糞塊が直腸に入ると,直腸壁は伸展される.直腸壁にある受容器の刺激が仙髄の肛門脊髄中枢を興奮させる.

遠心路：骨盤神経（副交感神経）は,副交感神経により結腸,直腸の強い収縮を起こす.陰部神経（体性神経）により外肛門括約筋が弛緩し,横紋筋,腹筋を収縮して,腹圧を高め排便を容易にする.

外肛門括約筋は随意的に排便を停止することができる.

C 消化液の分泌機序

神経性機序と体液性機序

分泌機序：消化腺の分泌機序には神経性機序と体液性機序とがある.

神経性機序：無条件反射と条件反射による分泌がある.

無条件反射：消化管壁が直接刺激されて起こる分泌.

条件反射：食物を連想,嗅覚,視覚,聴覚などで起こる分泌.

局所反射：壁内神経叢を介して内在性神経で起こる反射をいう.神経叢は自律神経の支配を受けている.

中枢性反射：中枢神経系を反射弓に含む外来性神経を介して起こる反射をいう.中枢神経系による調節は上部の消化管で行われ,下部消化管では少ない.

神経性反射よる分泌器官：唾液,胃液,膵液,胆汁,小腸腺,大腸腺.

体液性機序：消化管ホルモンによる分泌の調節をいう.

消化ホルモン：ガストリン,セクレチン,コレシストキニン（CCK）,VIP,GIPなどがある.食物の種類,性質により,特有のホルモンが生成され,局所循環で消化腺に至り分泌を調節する.

消化管ホルモンによる調節器官：胃液,膵液,胆汁,小腸腺.

唾液の分泌機序：神経性分泌で，交感神経，副交感神経が関与する．
　副交感神経：粘性の少ない唾液を多量に分泌する．
　交感神経：粘性の多い唾液を少量分泌する．
　唾液の分泌中枢：延髄にある．嗅覚，視覚による唾液の分泌，食物を摂取したときの分泌は反射で起こる．
　無条件反射の唾液分泌経路：口腔粘膜，舌，咽頭粘膜が刺激を受ける→顔面神経，舌咽神経，迷走神経から孤束核へ→上・下唾液核（副交感神経），第1～第4胸髄（交感神経）→舌下腺，顎下腺，耳下腺を刺激→唾液分泌．

胃液の分泌機序：神経性（自律神経）と内分泌性（ホルモン）とがある．
　神経性機序：副交感神経（迷走神経）は胃液分泌を促進，交感神経は胃粘膜の血流を減少させ胃液分泌を抑制する．
　内分泌性機序：幽門腺からのガストリンは塩酸の分泌を促進し，十二指腸からのセクレチン，胃抑制ペプチドは胃酸液分泌を抑制する．

胃液の分泌：胃液の分泌は，消化時の分泌と消化休止期の分泌（基礎相）とがある．
　分泌は脳相，胃相，腸相の3相に区別される．
　　脳相（頭相，反射相）：食物を見たり，食物が口腔内に入ると反射的に胃液の分泌が起こる（条件反射，無条件反射）．
　　胃相：食物による胃壁の伸展（機械的刺激）による局所反射と，糜粥中の蛋白質分解産物による刺激で幽門部からガストリンが分泌される．ガストリンは血行を介し，壁細胞から胃酸の分泌を，主細胞からペプシノゲンの分泌を促進する．
　　　ガストリン細胞は幽門部に加え，十二指腸上部にも分布する．
　　腸相：胃の内容物が十二指腸に至ると胃酸の分泌は抑制される．この機序には3通りある．
　　　①腸胃反射：小腸に食物が入り，腸壁が引き伸ばされると反射的に胃液の分泌が抑制される．
　　　②セクレチン：酸は十二指腸のセクレチン細胞を刺激しセクレチンを分泌する．セクレチンはガストリンの分泌を抑制する．

膵液の分泌機序：神経性と内分泌性がかかわる．内分泌系が主に分泌に寄与している．
　膵液分泌：分泌は脳相，胃相，腸相の3相で調節される．
　　脳相：胃液分泌の脳相と同様，食物の嗅覚，味覚，口腔の機械的刺激による．迷走神経の遠心性（副交感神経）が興奮して膵液分泌が促進する．
　　胃相：食塊の胃伸展刺激による局所神経反射とガストリンが膵液分泌を亢進する．
　　腸相：胃内容物が小腸に至り，十二指腸・空腸から分泌されたセクレチンとコレシストキニンが膵液分泌を促進する．

胆汁の分泌機序：胆汁は肝実質細胞が分泌する胆汁と胆管上皮細胞が分泌する胆細管胆汁から構成される．胆汁分泌の調節は主に内分泌系による．

セクレチン：胆管上皮細胞に作用してアルカリに富む胆汁分泌を促進する．
コレシストキニン：胆嚢を収縮させ，十二指腸のオッディの括約筋を弛緩させて胆汁の排泄を促進する．

小腸液の分泌機序：小腸の分泌腺には十二指腸腺（ブルンネル腺）と腸腺（リーベルキューン腺）がある．

神経性系と内分泌系が分泌にかかわるが，主に神経系により調節されている．伸展刺激による壁内神経叢（マイネル神経叢）の興奮と副交感神経活動の亢進は小腸分泌を促進する．セクレチンの刺激による分泌もこれに加わる．

D 消化

栄養素を消化管を通して体液（血液，リンパ）に吸収できる低分子化合物に分解することを消化という．消化には管内消化と膜消化がある．管内消化は消化管内に分泌された消化酵素による消化をいい，膜消化は小腸粘膜上皮細胞・刷子縁に組み込まれた酵素による消化をいう．

分解されずに吸収できる物質には，水，塩分，ブドウ糖，果糖，脂肪酸，コレステロール，アルコール，アミノ酸，ビタミンなどがある．

消化酵素（表 6-1）

口腔：唾液は pH 7.0 で，主に顎下腺，耳下腺，舌下腺から分泌される．1 日の分泌量は 1.0 〜 1.5 L である．成分は 99％が水で，わずかに唾液アミラーゼ，ムチンなどを含む．唾液は口腔内を湿らせ，嚥下を容易にする．

耳下腺から分泌される唾液アミラーゼはデンプンを加水分解し，二糖類までにする．主に耳下腺から分泌されるムチンは粘性をもち，食塊を滑らかにする．

胃：胃液は塩酸を含む強酸性の無色透明液であり，1 日の分泌量は 1.5 〜 2.5 L になる．塩酸は壁細胞から分泌され胃液の pH を 1.0 にまでにする．副細胞から分泌されるムチンは塩酸や消化酵素から胃壁を保護する．

胃液に含まれる主な消化酵素はペプシンであり，蛋白質を分解する．胃の主細胞からペプシノゲン（不活性体）として分泌された後，塩酸の作用を受けペプシンになる．他にリパーゼがわずかに分泌される．

内因子：壁細胞から分泌され，ビタミン B_2 と結合する糖蛋白である．ビタミン B_2 の小腸からの吸収を促進する．内因子不足は造血障害を伴う悪性貧血を起こす．

膵臓：膵液の pH は 8.0〜8.5 で，重炭酸イオンを含むアルカリ溶液である．1 日の分泌量は 1.0 〜 2.0 L になる．膵臓の外分泌腺から分泌され，ファーター乳頭から十二指腸に排出される．

糖質分解酵素（膵アミラーゼ），蛋白質分解酵素（トリプシン，キモトリプシン），脂肪分解酵素（膵リパーゼ）を含む．

肝臓・胆嚢：胆汁のpHは7.0〜8.5で，黄褐色をしている．肝臓からの分泌量は1日当たり0.5〜1.0Lで胆嚢で濃度が約5倍まで濃縮される．

　胆汁には胆汁塩酸が含まれる．食塊中の脂肪粒子に作用して，脂肪を乳化させリパーゼを働きやすくする．脂質の分解産物や脂溶性ビタミン（ビタミンA, D, E, K）とミセルを形成してこれらの吸収も促進する．

小腸：

小腸液：十二指腸からは粘液に富むアルカリ性（pH 8.0〜9.0），腸腺からも粘液に富むアルカリ性（pH 7.5〜8.0）を1日当たり1.5〜3.0L分泌する．小腸液は胃からの酸性内容物を中和し，粘膜を保護する．

刷子縁膜酵素：小腸上皮細胞の刷子には消化酵素が固定されており膜消化を行う．

糖質の分解酵素：マルターゼはマルトースをグルコースまで，スクラーゼはスクロースをグルコースとフルクトースに，ラクターゼはラクトースをグルコースとガラクトー

表 6-1　主な消化酵素の働き

	糖質	蛋白質	脂質
唾液	プチアリン+ Cl⁻ デンプン→デキストリン デンプン→マルトース		
胃液		ペプシノゲン+塩酸→ペプシン 蛋白質→ペプトン 蛋白質→プロテオース	
膵液	アミロプシン デンプン→デキストリン デンプン→マルトース マルターゼ マルトース→グルコース	トリプシノゲン+エンテロキナーゼ→トリプシン トリプシン 蛋白質→ペプチド キモトリプシノゲン+トリプシン→キモトリプシン キモトリプシン 蛋白質→ペプチド プロカルボキシペプチダーゼ+トリプシン→カルボキシペプチダーゼ カルボキシペプチダーゼ 蛋白質→C末端アミノ酸遊離	膵リパーゼ 脂質→脂肪酸+グリセロール
刷子縁膜	マルターゼ マルトース→グルコース ラクターゼ ラクトース→グルコース+ガラクトース スクラーゼ スクロース→グルコース+フルクトース	アミノペプチダーゼ ポリペプチド→アミノ酸 ジペプチダーゼ ジペプチド→アミノ酸+アミノ酸 エンテロキナーゼ 膵液中のトリプシノゲンを活性化→トリプシン	腸リパーゼ 脂質→脂肪酸+グリセロール

スに分解する．
蛋白分解酵素：アミノペプチダーゼはペプチドをアミノ酸まで分解する．
脂質分解酵素：リパーゼは中性脂肪をグリセリン，モノグリセリドと脂肪酸まで分解する．

糖質の消化

摂取された多糖であるデンプンは，口腔内でデンプン分解酵素である唾液アミラーゼ，膵液の膵アミラーゼによりデキストリンやマルトースに分解される．

腸上皮細胞（刷子縁と細胞質）には複数の消化酵素が存在し，最終的には単糖類にまで分解される．スクラーゼはスクロースをグルコースとフルクトースに，ラクターゼはラクトースをグルコースとガラクトースに，マルターゼはマルトースをグルコースに分解する作用をもつ．

蛋白質の消化

摂取された蛋白質は，まず胃でペプシンによって，膵液中に存在する蛋白質分解酵素（トリプシン，キモトリプシン，カルボキシペプチダーゼ）により，ペプトンやプロテオースのペプチドや遊離アミノ酸に分解される．ペプチドは小腸刷子縁のアミノペプチダーゼやジペプチダーゼの作用によりペプチド結合が切断され，遊離アミノ酸に分解される．

脂質の消化

摂取された中性脂肪（トリグリセリド）は水に不溶性のものであるため，そのままでは酵素が作用しにくい．このため，十二指腸で胆汁酸によって乳化される．その後，リパーゼによって中性脂肪は加水分解され，脂肪酸とモノグリセリド，グリセロールに分解される．

E 吸 収

栄養素が消化器系の粘膜上皮細胞の膜を通して，血行，リンパ行に移行することを吸収という．

消化された栄養素の90％以上が小腸から吸収され，残りが回盲弁を通り結腸に入る．小腸粘膜には輪状ひだ（消化管内の多数のシワ），絨毛（密生し絶えず動いている），微絨毛（細胞の表面にある）がある．絨毛は伸縮運動を行い物質の吸収を促進する（図6-3）．

吸収の様式には，受動輸送（単純拡散，促通拡散，ろ過，浸透），能動輸送がある．

図 6-3　小腸の粘膜構造

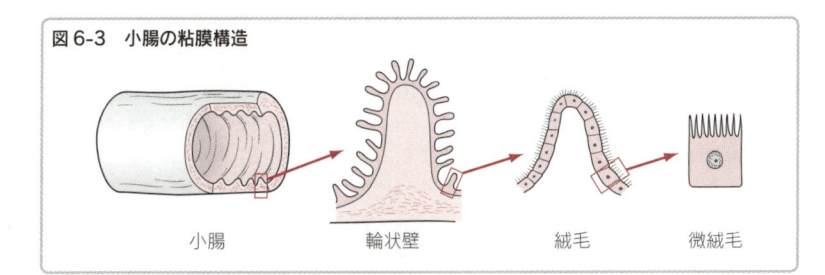

小腸　　輪状壁　　絨毛　　微絨毛

単純拡散：濃度勾配による．脂肪酸，グリセロール，モノグリセリド．
促進（促通）拡散：細胞膜の輸送体が関与．フルクトース．
能動輸送：ナトリウムポンプなど利用．グルコース，ガラクトース，アミノ酸．

糖質の吸収

単糖類は小腸の刷子縁にて，Na^+ 依存性のグルコース輸送担体による能動輸送で吸収され（二次性能動輸送），門脈を経由して肝臓へ運ばれる．

摂取した糖が消化されると約80％はブドウ糖（グルコース），約20％がフルクトースとガラクトースになる．

蛋白質の吸収

アミノ酸は小腸で拡散や能動輸送によって吸収され，門脈に入る．十二指腸，空腸で吸収が速い．一部は小分子ペプチドとして取り込まれ，小腸上皮細胞で細胞内消化がなされた後に吸収される．

脂質の吸収

脂肪酸とモノグリセリド，グリセロールのうち，水に溶けやすいグリセロールはそのまま吸収される．水に溶けにくい脂肪酸とモノグリセリドは，胆汁酸とミセルを形成し，小腸から吸収される．小腸上皮細胞内では蛋白質と結合し，カイロミクロンとなる．カイロミクロンはリンパ管に取り込まれ，鎖骨下静脈に入る．

その他の物質の吸収

水：1日に飲料水約2Lと分泌消化液8Lが消化管に入り，受動輸送で吸収される．消化管内の水分の約90％が小腸，約10％が大腸で吸収される．

ビタミン
水溶性ビタミン：ビタミンB群，C，Hは能動輸送や促進拡散により吸収される．

脂溶性ビタミン：ビタミン A, D, E, K は，脂肪酸，コレステロールなどとともに拡散で吸収される．脂溶性ビタミンの吸収度は脂肪酸の影響を受ける．

無機物質：1価の電解質（Na^+，K^+，Cl^-，HCO_3^- など）は吸収されやすいが，2価の電解質（Ca^{2+} など）は吸収されにくい．鉄は Fe^{3+} で体内に吸収されにくいが，胃酸の作用で Fe^{2+} になると吸収されやすくなる．

F 消化管ホルモン

特 徴

胃や腸の上皮に散在する内分泌細胞（基底顆粒細胞）で生成・分泌されるホルモンをいう．基底顆粒細胞は管腔内に微絨毛を出して管腔内の機械的，化学的刺激を感受し，消化管ホルモン（胃腸ホルモン）を血液中に放出する．消化管ホルモンは小腸，肝臓，膵臓，胆嚢に作用し，消化液の分泌，運動機能を調節するペプチドホルモンである．

分泌調節と作用

ガストリン：幽門部粘膜にある G 細胞から毛細血管内にガストリンが分泌される．ガストリンは壁細胞に作用して塩酸分泌を促進する．

セクレチン：十二指腸の内容物が酸性になると，十二指腸のセクレチン分泌細胞から毛細血管にセクレチンが分泌される．セクレチンは膵臓の外分泌細胞に作用し，重炭酸イオン（HCO_3^-）の多い膵液を分泌する．また，胆管上皮細胞に働き胆汁分泌も促進する．一方で胃液分泌は抑制する．

コレシストキニン（CCK）：小腸粘膜がアミノ酸，脂肪酸で刺激を受け，コレシストキニン分泌細胞から毛細血管へ分泌される．膵臓で外分泌細胞に作用し，酵素に富む膵液の分泌を促進する．胆嚢の平滑筋を収縮させて胆汁を放出させる．

GIP：グルコースや脂肪が十二指腸粘膜を刺激すると胃抑制ペプチド（GIP）が分泌される．胃酸の分泌，胃の運動を抑制し，インスリンの分泌を亢進させる．

VIP：小腸粘膜から血圧を低下させる物質 VIP（血管作動性腸ペプチド）が消化管の壁神経から分泌される．平滑筋弛緩作用と唾液，膵液分泌亢進作用がある．

モチリン：胃，小腸，大腸粘膜から分泌．消化管の運動を亢進させる作用がある．

ソマトスタチン：視床下部，膵臓のホルモンの1つで，消化管の粘膜にもある．消化管の分泌腺に作用し，分泌を抑制する．

G 肝臓と胆道

構造

肝臓

　肝臓は腹腔の右上部，横隔膜直下に位置する．

　肝臓は，右葉，尾状葉，方形葉，左葉からなり，表面は結合組織性の被膜で包まれる．被膜から結合組織が入り込み，肝小葉に分かれる（肝小葉は肝臓を構成する基本単位である）．結合組織を通る小葉間静脈と小葉間動脈は類洞（洞様毛細血管）に入り，中心静脈に注ぐ．類洞壁には星細胞，クッパー細胞，類洞の周囲は肝細胞が取り巻く．

胆道

　胆管系は，肝でつくられた胆汁を十二指腸へ運ぶ通路である．胆汁は毛細胆管を流れて，小葉間胆管に入る．右葉内の小葉間胆管は各々が合流して1本の右肝管となって肝門に現れる．右・左の肝管は肝門を出たところで，合流して1本の総肝管になる．総肝管は胆嚢からまた胆嚢管を受けて，十二指腸下行部の内後側壁に達し，ここで膵管と合体して胆膵管膨大部をつくり，大十二指腸乳頭に開口する

　胆嚢：肝臓下面の胆嚢窩にあるナス型の囊で，胆汁を蓄え，5～10倍に濃縮する．

　胆汁：胆汁は水分が97％含まれる．有機物質は胆汁酸塩，胆汁色素，リン脂質，コレステロールなどであり，アルカリ性電解質に溶けている．

肝臓の働き

　腸管から吸収された栄養素の大部分は門脈を通り肝臓に，体内でできた物質も血行性に肝臓に入る．

物質代謝

　糖代謝：血糖値を調節する．血中に糖が多いときグリコーゲンとして肝細胞に蓄積され，不足するとグリコーゲンをブドウ糖に分解して放出する．脂肪，蛋白質からブドウ糖をつくる（糖新生）働きもある．

　脂質代謝：中性脂肪を分解してエネルギーに変えたり，コレステロールやリポ蛋白を合成する．脂肪をケトン体に変える．

　蛋白代謝：吸収されたアミノ酸から，血漿蛋白のアルブミン，血液凝固に必要なフィブリノゲンやプロトロンビンなどの各種蛋白質，血液凝固を阻止するヘパリンなどを合成する．また，不要のアミノ酸を分解してアンモニアから尿素を産生する．

　ビタミン，無機質の代謝：各種ビタミン，無機質（鉄など）の貯蔵と放出を行う．

　ホルモンの代謝：ホルモンを破壊し，不活性化する．

胆汁の生成：胆汁を生成し，胆嚢，胆管を介して十二指腸に分泌する．脂肪の消化・吸

収に役立つ．

解毒作用：血中の有害物質を無毒化する．薬物，アルコールを酸化還元により無害化し，脂溶性物質はグルクロン酸抱合して排泄する．

血液成分の調節作用：全血液の10%を貯蔵する場所であり，出血時には血液を動員する．貧血阻止物質をつくる働きもある．また，胎生期には造血機能があり，赤血球の成熟に必要な物質を蓄えている．血液凝固の抑制因子であるヘパリンの一部は肝臓でつくられる．

生体防御作用：クッパー細胞（マクロファージの一種）の食作用で血液中の異物を取り除く．

胆汁の組成と働き

胆汁：肝臓からの分泌量は0.5～1 L/日．胆嚢で約5倍に濃縮される（30～60 mL）．pH 7～8.5．胆汁の色は黄褐色．

成分：胆汁酸はコレステロールから生成．胆汁色素（ビリルビン）はヘムの分解産物．胆汁酸塩はグリココール酸やタウロコール酸から生成．

作用：酸性の糜粥を中和する作用がある．胆汁塩酸は食物中の脂肪粒子に表面活性剤として作用し，脂肪粒子が微小となる（乳化作用）．脂肪酸，グリセリン，コレステロールなどの脂肪の消化と吸収を促進する．脂溶性ビタミン（ビタミンA，D，E，K）の吸収を促進する．

胆汁の放出機序：脂肪を含む食物が十二指腸に至ると，コレシストキニンが分泌される．コレシストキニンは胆嚢を収縮，十二指腸乳頭のオッディ括約筋は弛緩させ，胆汁の排泄を促進する．

ビリルビンの排泄：肝臓，脾臓で古い赤血球は破壊されて，間接ビリルビンが生じる．間接ビリルビンは肝細胞内でグルクロン酸抱合され直接ビリルビンに変えられ，胆汁中に分泌される．血漿中のビリルビンが異常に増加したのが黄疸で，皮膚，その他が黄色になる．

コレステロールの分泌：肝臓で過剰に合成されたコレステロールは胆汁中に排泄される．

演習問題 — 消化と吸収

1. 消化管の輪走筋と縦走筋の間には（　　　　）神経叢，粘膜下層と輪走筋の間には（　　　　）神経叢が存在する．
2. 嚥下中枢は（　　　　）にある．
3. 小腸での消化管運動には（　　　　）運動，（　　　　）運動，（　　　　）運動などがある．
4. 横行結腸からS状結腸にかけて広い範囲で平滑筋が同時に収縮する強い蠕動を（　　　　）という．
5. 外肛門括約筋は（　　　　）神経の支配である．
6. 唾液中に含まれる粘性の物質を（　　　　）という．
7. 唾液アミラーゼは（　　　　）を分解する．
8. 胃液のpHは約（　　　　）である．
9. 胃腺の壁細胞は（　　　　）を，副細胞は（　　　　）を分泌する．
10. 胃液に含まれる消化酵素は（　　　　）で（　　　　）を分解する．
11. 膵液に含まれる（　　　　），（　　　　）は蛋白質を分解する．
12. （　　　　）は脂肪を脂肪酸とモノグリセリドに分解する．
13. （　　　　）は胃酸の分泌を促進する消化管ホルモンである．
14. （　　　　）は胆嚢を収縮させる消化管ホルモンである．
15. （　　　　）は十二指腸内容物が酸性になることで分泌される消化管ホルモンで（　　　　）の分泌を抑制し，（　　　　）を多く含む膵液の分泌を促進する．
16. 肝臓は血中のグルコースを（　　　　）として肝細胞に貯蔵する．
17. 肝臓に存在する（　　　　）細胞は食作用をもち異物を取り除く働きをもつ．
18. 胆汁は（　　　　）で産生され，（　　　　）で貯蔵・濃縮される．
19. 胆汁は（　　　　）の消化と吸収を促進する．
20. 自律神経のうち（　　　　）神経は消化管の活動を促進し，（　　　　）神経は消化管の活動を抑制する．

CHAPTER 7
体温とその調節

A 体温

　代謝活性や神経活動は体温に依存しており，体温の恒常性の維持は生命活動を営むうえで極めて重要になる．したがって，高体温，低体温いずれの持続も人の生存を危うくする．体温の調節は神経系とホルモン系によってなされている．

体温の体部位差と変動

　人の体温は体表に近い部分（殻：shell）と深部（芯：core）では異なる．殻の温度は外気温の影響を受けやすく，外殻温度と呼ばれる．芯の温度は外気温に影響を受けにくく，核心温度と呼ばれている．

外殻温度：四肢や体表部に近い温度をいう．寒冷環境では皮膚血管の収縮によって低温域が広がり，四肢の末梢部に向けて温度勾配が形成される．高温環境では皮膚直下まで核心温度に近い値になる．

核心温度：体幹中心部，頭部の温度をいう．約37℃の一定に保たれている．中枢神経は最も温度変化に影響を受けるので頭蓋骨直下から核心温度になっている．

体温の測定

　核心温を体温として測定する，次の方法がある．

直腸温：肛門から体温計を挿入して測定する．

口腔・腋窩温：口腔・腋窩を閉じ，閉鎖環境での温度を測定する．臨床的には，核心温度の近似として便宜的に用いる．

　測定される温度の高さは直腸温＞口腔温＞腋下温であり，直腸温が最も高く，その差は0.5℃，0.8℃となる．

体温の生理的変動

　核心温度はほぼ一定であるが，概日リズム，年齢，性周期などにより，わずかに変動する．

概日リズム（日内変動）：人の活動状態を反映して夜間早朝（3～6時）に最低で，12時間後の日中（15～18時）に最高となる．最低と最高の差は0.7～1.2℃である．日周期のリズムは体内時計によりつくられる．

年齢：高齢者は代謝能の低下で低体温になる．新生児は体温が高く，環境によって体温が変動しやすい．変動しやすい理由には次の3つがあげられる．
(1) 体温調節中枢が未発達．
(2) 皮下脂肪が少ない（体温が低下しやすい）．
(3) 発汗機構の未発達（体温が上昇しやすい）．

性周期：成人女性は卵胞期に体温が低く，黄体期に高くなる．黄体期の体温上昇は黄体由来のプロゲステロンによる代謝亢進による．変動幅は 0.2 ～ 0.5℃である．

睡眠：ノンレム睡眠時に低体温になり，レム睡眠時に不安定になる．

特異動的作用：食後 30 ～ 90 分以降に栄養素の吸収と代謝亢進で発生する熱による体温上昇をいう．

B 体熱の産生

体温は，代謝や運動による産熱と，体表面からの放熱の収支バランスによって一定に保たれている．

熱産生の仕組み

熱の供給は快適環境下（熱的中性域）では基礎代謝による産熱のみでまかなわれるが，低温環境下では，ふるえ産熱と非ふるえ産熱が加わる．幼児では褐色脂肪細胞（ミトコンドリア含有が多い）があり，代謝された脂肪は ATP に変換されずすべてが熱に変換される．

基礎代謝量：食後 12 時間経過後，快適温度下，安静状態で生命維持に必要な代謝量をいう．

ふるえ産熱：骨格筋の不随意，律動的収縮による産熱をいう．体温が 35.5℃以下で起こり，運動神経系が関係している．収縮エネルギーがすべて熱に転換される．ふるえは顎，四肢，胸筋，背筋に目立つ．

非ふるえ産熱：筋収縮によらない，代謝の亢進による産熱をいう．体温が 36℃以下で生じ，交感神経，甲状腺ホルモン，副腎髄質・皮質ホルモンはこれを促進する．

C 熱放散

熱放散の仕組み

骨格筋や臓器でつくられた熱は血流によって体表面に運搬される．運搬された熱は輻

射,伝導,対流,蒸発によって体表から外界に物理的に放散される.

輻射:赤外線による外環境物体への放射をいう.熱の移動量は体表面と物体との温度差の4乗に比例する.常温で熱放散量の60%を占める.

伝導:体表面と物体の接触面を通した熱の移動をいう.熱の移動量は物体との温度差,熱伝導度に比例する.空気は伝導度が低く,体表面には薄い境界層(保温層)が形成されている.風によって境界層が入れ替わると熱放散が促進される.

対流:体温で暖められた空気が体表から上昇して冷たい空気と入れ替わることをいう.

蒸発:皮膚表面や気道からの水分の蒸散(気化)をいう.不感蒸泄(呼気中の水蒸気と皮膚からの水分蒸散)と発汗が含まれる.高温環境下では唯一の熱放散の手段になる.常温では放熱量の20%を占める.

低温環境では体熱を損失しないように,高温環境では体熱を効率的に外に逃がすことで,熱の放散の調節が行われている.

熱放散抑制の仕組み:
(1) 皮膚血管の収縮は血流量の低下と体表への熱運搬の減少をもたらす.交感神経緊張による.
(2) 対向流交換系は動脈と伴行静脈の熱交換をいう.末梢から体中心部に向かう冷たい静脈血と末梢に向かう動脈血の熱交換は,末梢部への熱の移動を抑え,熱の損失を防ぐ.

熱放散促進の仕組み:皮膚血管の拡張と皮膚血流量の増大は体表への熱の運搬を亢進する.

汗腺と発汗

発汗は体表から気化潜熱を奪い,熱放散を増大させる.発汗は汗腺で行われる.汗腺にはエクリン腺とアポクリン腺の2種類がある(図7-1).

エクリン腺:全身にあり,皮膚表面の汗孔に開口し,体温調節に関係する.コリン作動性交感神経により調節されている.

アポクリン腺:腋窩・陰部などに限られて存在し,毛孔に開口している.体温調節には無関係である.

発汗の種類

発汗には,体温調節に関係する温熱性発汗と,関係しない非温熱性発汗がある.非温熱性発汗には精神性発汗と味覚性発汗がある.調節はいずれもコリン作動性交感神経が行っている.

温熱性発汗:外気温の上昇時や運動による産熱亢進時に増大する.
① 手掌・足底を除く全身に起きる.② 発汗量は体温中枢-交感神経系によって調節される.

図 7-1　エクリン腺とアポクリン腺

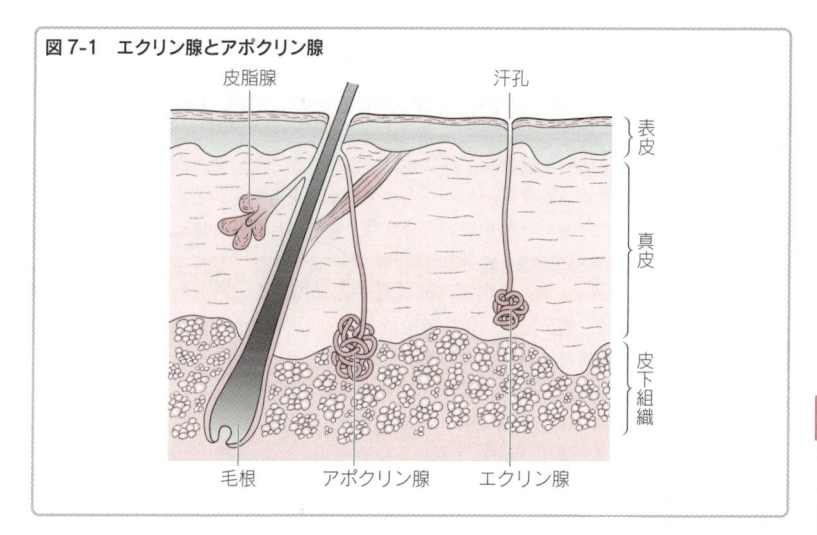

（図：皮脂腺，汗孔，表皮，真皮，皮下組織，毛根，アポクリン腺，エクリン腺）

非温熱性発汗：
(1) **精神性発汗**：精神的緊張時に増大する発汗をいう．①手掌・足底に顕著に起きる．②発汗量は大脳皮質－交感神経系により調節される．
(2) **味覚性発汗**：辛味・酸味など強い味覚刺激によって増大する発汗をいう．口唇周囲・鼻稜など顔面・頭部にみられる．

D 体温調節中枢

体内・外環境の温度情報を受けて視床下部の体温調節中枢が体温の調節を行っている．

温度受容器

皮膚温受容器：皮膚に温覚・冷覚受容器（自由神経末）がある．受容器の数は冷覚受容器のほうが温覚受容器よりも多い．外気温・外殻温度をモニターする．温覚受容器は環境温度上昇時に，冷覚受容器は環境温度下降時に中枢へインパルスの発射を増大させる．

深部温受容器：視索前野と視床下部前部に温ニューロン，冷ニューロンがある．ニューロンの数は温ニューロンのほうが冷ニューロンよりも多い．核心温をモニターする．

温ニューロンは体温上昇時に,冷ニューロンは体温下降時にインパルスの発射を増大させる.

体温中枢

体温中枢:間脳の視束前野と前視床下部に体温中枢が存在している.調節されるべき体温の臨界温度を意味する設定温度(セットポイント)を有している.

セットポイントに体温を合わせるように産熱,放熱の仕組みが働く.

体温調節反応

体温中枢は交感神経,内分泌系,体性神経系を介して次のように体温を調節する.

外気温低下時:産熱の亢進と熱放散の抑制が生じる.
(1) 交感神経緊張による非ふるえ産熱増大と皮膚血管収縮.
(2) 甲状腺ホルモンなどの分泌促進による非ふるえ産熱亢進.
(3) 体性神経興奮によるふるえ産熱亢進.

外気温上昇時:皮膚血管拡張と発汗による放熱の亢進が起きる.

E うつ熱と発熱

うつ熱:体内の貯熱量の増大により体温が上昇する状態をいう.うつ熱は外界から体内への熱の流入や,熱放散により体内での熱産生が高まった受動的過程である.

> ★熱中症
> 高温下での長時間の運動・労働→うつ熱状態→体温調節機能不全→高体温→熱射病(解熱剤は無効,冷却のみが有効).

発熱:発熱物質が体温を上昇させた状態をいう.感染,悪性腫瘍などに対する生体防御反応であり,体温中枢の積極的な働きによる.
(1) **発熱物質**:体温調節中枢に働き,体温のセットポイントを上昇させる物質をいう(**表7-1**).
(2) **発熱機序**:発熱は次の過程で起きる.

表 7-1 発熱物質

外因性発熱物質	細菌毒素,ウイルスなど
内因性発熱物質	インターロイキン1,インターロイキン6,インターフェロン(免疫担当細胞が産生するサイトカイン)

外因性発熱物質・内因性発熱物質→体温中枢近傍でのプロスタグランジン E_2 (PGE_2) の産生増大→体温のセットポイント上昇→悪寒,ふるえ・非ふるえ産熱＋皮膚血管の収縮→発熱.

解熱（分利）：発熱物質の除去による体温の平熱への低下をいう．体温中枢でのセットポイントの下降→筋緊張の低下,発汗の促進,皮膚血管の拡張→体温低下.

> ★解熱薬の薬理作用
>
> 非ステロイド性解熱・鎮痛・抗炎症薬→シクロオキシゲナーゼ（プロスタグランジン産生酵素）の阻害→ PGE_2 濃度低下→セットポイント低下→解熱.

F 気候馴化

気候の変化に対する適応現象を気候馴化という．暑熱馴化と寒冷馴化がある．

暑熱馴化：長期間の暑熱環境への適応変化をいう（表7-2）．
寒冷馴化：長期間の寒冷環境への適応をいう（表7-3）．

表7-2 暑熱馴化の特徴

熱放散の亢進	汗腺の発達→発汗量の増大,皮膚血管の拡張→皮膚血流の増大
熱産生抑制	代謝量の減少
NaCl 損失の抑制	アルドステロン分泌増大→導管での Na 再吸収促進
脱水の抑制	バソプレッシン分泌亢進→腎集合管での水の再吸収促進

表7-3 寒冷馴化の特徴

- 非ふるえ産熱の増大
- 基礎代謝量の増大
- 皮下脂肪の増大

演習問題 — 体温とその調節

1. 環境温にかかわらず温度が一定なのは（　　　）温度で，変動するのは（　　　）温度である．
2. 直腸温は核心温で腋窩温よりも（　　　）℃高く，口腔温より（　　　）℃高い．
3. 一日で最も体温が高いのは午後（　　　）時であり，低いのは午前（　　　）時である．
4. 新生児は（　　　）が少なく，発汗機構や（　　　）中枢が未発達なので体温の変動が大きい．
5. 成人女性では（　　　）期に高体温になる．
6. 産熱に関係するホルモンには，（　　　）ホルモン，副腎髄質ホルモン，副腎皮質ホルモンがある．
7. 褐色脂肪組織は（　　　）産熱に関係している．
8. ふるえ産熱には（　　　）神経が関係し，骨格筋の律動的収縮により産熱が亢進する．
9. 寒冷環境において熱放散の抑制に関係するのは（　　　）と（　　　）である．
10. 常温では（　　　）による熱放散が最も大きい．
11. 高温環境で体熱放散に唯一寄与しているのは（　　　）である．
12. 精神性発汗が生じる典型的な体部位は（　　　）と足底である．
13. 温熱性発汗は（　　　）腺において生じる．
14. 毛孔に開口する（　　　）腺は体温調節に関与しない．
15. 体内の貯熱量増大により起きる（　　　）では体温調節中枢は最大限に働いている．
16. （　　　）症の状態では体温中枢は機能していない．
17. 冷ニューロン活動の亢進は体温を（　　　）させ，温ニューロン活動の亢進は体温を（　　　）させる．
18. 発熱を起こす要因には外因性の細菌毒素，内因性の（　　　）や（　　　）などがある．
19. 視床下部前部でインターロイキン1の刺激により生合成される（　　　）は，体温のセットポイントを上昇させる．
20. 暑熱馴化では発汗量増大，皮下血流量増大，（　　　），（　　　）の抑制が生じる．

CHAPTER 8
尿の生成と排泄

A 腎臓

腎臓の働き

腎臓は血漿から尿を生成する．これにより，老廃物や代謝産物の排泄を行い，体液の恒常性の維持をはかっている．

老廃物・代謝産物の排泄：代謝によって生じたアセトン，乳酸，尿素，尿酸や，肝臓で無毒化された毒物や薬物などを体内から除去する．

体液の恒常性の維持：水分，無機塩類，水素イオンなどの排泄を調節することで体液量，体液のイオン組成，浸透圧，pHを一定に保つことをいう．

そのほか腎臓はレニン（血圧調節）やエリスロポエチン（赤血球増殖因子）の分泌，ビタミンDの活性化も行っている．

腎臓の機能的構造

腎臓は腰部の背側に位置する腹膜後器官である．ソラマメ形をしており，外側を皮質，内側を髄質という．最内側に腎盂があり，腎盂は尿管へ続く．

皮質は多数の糸球体とボーマン囊を含み，髄質は多くの腎錐体（集合管の集まり）からなる．内側の腎門から腎動脈，腎静脈，尿管が出入りしている（図8-1）．

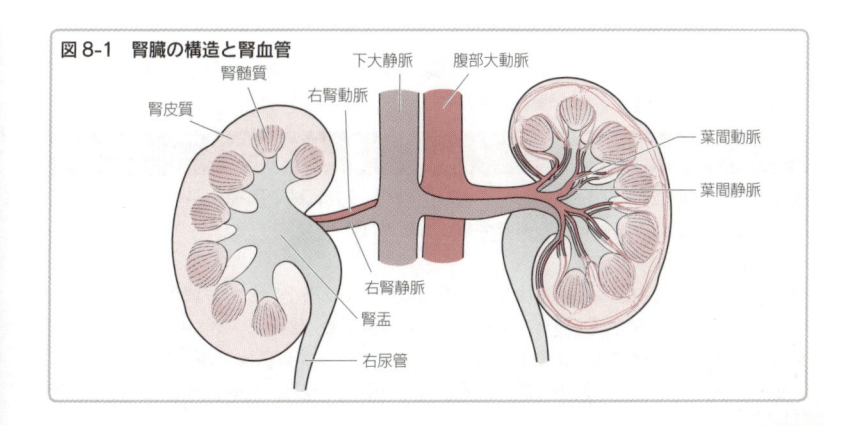

図8-1 腎臓の構造と腎血管

（腎髄質，腎皮質，下大静脈，右腎動脈，腹部大動脈，葉間動脈，葉間静脈，右腎静脈，腎盂，右尿管）

表 8-1　腎血管の走行

（下大動脈）→腎動脈→葉間動脈→弓状動脈→小葉間動脈→輸入細動脈→糸球体→輸出細動脈→尿細管周囲毛細血管→小葉間静脈→弓状静脈→葉間静脈→腎静脈→（下大静脈）

腎血管系

腎血管の走行：全循環血液量の 25％が腎動脈から腎臓へ入り，腎静脈から出る（表 8-1）．

糸球体と尿細管周囲毛細血管：腎血流は 2 回毛細血管を通過する．糸球体（毛細血管）は血漿のろ過に，尿細管周囲毛細血管は尿細管・集合管を取り巻いて再吸収に関係する．

腎血流量の調節

尿の生成量を保持するために，腎血流量は一定に維持されている．血流量の維持は自己調節，神経性調節，体液性調節による．

自己調節：血管平滑筋の性質によるものをいう．血圧の上昇時→血管壁の伸展→血管壁の収縮力増大→血流の低下となる．血圧低下時は逆のことが起きる．

神経性調節：交感神経による腎血管の収縮をいう．輸出細動脈は輸入細動脈より交感神経に対する感受性が高い．

体液性調節：アンジオテンシンⅡ，バソプレッシンは腎血管の収縮，心房性ナトリウム利尿ペプチド，プロスタグランジンは血管の拡張をもたらす．

B 尿の生成

血漿成分が糸球体でろ過され，ろ液（原尿）は尿細管で再吸収と分泌を受ける．尿細管内液は集合管に集められ，腎盂に移行する．

尿生成の機能的単位

腎単位（ネフロン）：腎小体（マルピギー小体）とそれに続く尿細管からなり，尿生成の基本単位をいう．両腎を合わせて 200 万にのぼる．

腎単位＝腎小体＋尿細管

腎小体：腎皮質に存在し，糸球体とそれを包むボーマン嚢をいう．糸球体では蛋白質以外の血漿成分のろ過が行われ，ボーマン嚢がろ液を受ける．

尿細管：ボーマン嚢に続く細管をいう．近位尿細管，ヘンレ係蹄（ループ・ワナ），遠位尿細管からなる．ろ液中の成分は尿細管で再吸収を受け，血漿成分の一部は尿細管

上皮細胞から管腔へ分泌される．各尿細管は集合管に集まる．

尿中への排泄量：排泄量＝糸球体ろ液中の量－再吸収される量＋分泌される量で示される．

糸球体ろ過の仕組み

糸球体では血漿の限外ろ過が行われている．ろ過にはろ過圧が必要である．

限外ろ過：膜のふるい（分子量 70,000）を通した物質移動のことをいう．糸球体は内皮細胞間隙が大きく，多孔性なので透過性が高い．糸球体ろ過では，血液の細胞成分と血漿蛋白質は通らないが低分子物質は通る．

ろ過圧：ろ過圧 ＝ 糸球体血圧 － 血漿膠質浸透圧 － ボーマン嚢圧で示される．

(1) **血漿膠質浸透圧**：糸球体でろ過されない蛋白質分子に由来する浸透圧をいう．ろ過された成分を糸球体に引き戻す力として働く．

(2) **腎のろ過量**：約 125 mL/分で約 180 L/日にものぼる．ろ過の 99% 以上は再吸収されるので尿量は約 1.5 L/日となる．

尿細管での再吸収

糸球体でろ過された血漿成分（Na^+，Cl^-，水，グルコース，アミノ酸など）は尿細管から再吸収される．再吸収の大部分が近位尿細管で行われる（**図 8-2**）．

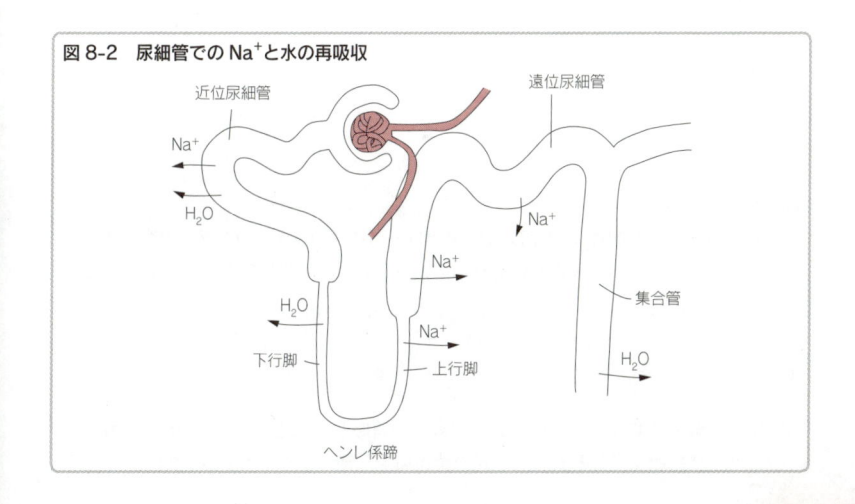

図 8-2 尿細管での Na^+ と水の再吸収

表 8-2 Na⁺の再吸収される部位と再吸収の機序

部位	再吸収機序（能動輸送，拡散）
近位尿細管	能動輸送
ヘンレ係蹄上行脚	
細い部分	拡散
太い部分	Na⁺，K⁺-2Cl⁻系の共輸送（二次性能動輸送）
遠位尿細管	Na⁺-K⁺交換（アルドステロンによる調節）（能動輸送）

表 8-3 水の再吸収される部位と再吸収の機序

部位	再吸収機序（浸透）
近位尿細管	Na⁺，Cl⁻の再吸収に伴う
ヘンレ係蹄下行脚	管外浸透圧増大に伴う
集合管髄質部	水チャネル形成の亢進による（バソプレッシンによる調節）

無機物質の再吸収：
(1) **Na⁺の再吸収の部位と再吸収の機序**：原尿中の Na⁺の 80％は近位尿細管から，残りはヘンレ係蹄上行脚，遠位尿細管から再吸収される（**表 8-2**）．
(2) **水の再吸収の部位と再吸収の機序**：水の 70～80％は近位尿細管から，残りはヘンレ係蹄下行脚と集合管から浸透によって再吸収される（**表 8-3**）．
　① ヘンレ係蹄下行脚では水が再吸収され，尿はいったん濃縮される．
　② ヘンレ係蹄上行脚で水は透過しにくいので，Na⁺，Cl⁻の再吸収により尿は次第に希釈されて遠位尿細管へ移行する．集合管ではバソプレッシンにより水が再吸収され尿の最終的な浸透圧調節が行われる．

> ★**尿崩症**
> 　視床下部・下垂体後葉系の障害→バソプレッシン分泌の低下→水の再吸収の減少→23 L/日にものぼる低張尿の排泄

有機物質の再吸収：
(1) **グルコースの再吸収**：健常成人でグルコースの 100％が近位尿細管で再吸収される．再吸収は Na⁺の濃度勾配を利用した共輸送（二次性能動輸送）で行われる．

> ★**糖尿病**　最大の輸送量（Tm）を超えるグルコースのろ過→尿糖の出現
> 　　　　　尿糖の増大は浸透圧利尿を引き起こし，頻尿・多尿を生じる
> ★**腎性糖尿**　遺伝的に Tm の低下→尿糖の出現（血糖値が正常でも）

(2) **アミノ酸の再吸収**：近位尿細管で 100％が再吸収される．Na⁺との共輸送による二次性能動輸送で行われる．Tm の値が高く，健常者では尿中への排泄はない．

尿細管での分泌

代謝産物の一部や薬物の一部は尿細管上皮細胞からの分泌で尿細管管腔に排泄される.

有機酸：馬尿酸，グルクロン酸，サルチル酸が共通の輸送系により血液中から分泌.
有機塩基：グアニジン，ヒスタミン，コリンが共通の輸送系により血液中から分泌.
H^+ 分泌：遠位尿細管上皮細胞内で二酸化炭素と水からつくられ，Na^+ との交換で分泌.
K^+ 分泌：遠位尿細管で Na^+ と交換で分泌される．アルドステロンによって分泌が亢進し，体液の K^+ 濃度の調節に関係する.

　K^+ の分泌は H^+ と競合するのでアシドーシスで減少，アルカローシスで増大する.

腎機能評価とクリアランス

クリアランス（mL/分）：ある物質に関し，血漿が1分間に浄化される量をいう．ある物質の1分間の尿中排泄量から求められる．ろ過量，再吸収量，分泌量の値は問わない（得られない）.

　物質によりクリアランスは異なる．老廃物や不要物質はクリアランスの値が大きい.

糸球体ろ過量（GFR）（mL/分）：1分間に全糸球体でろ過される血漿量をいう．測定には，糸球体でろ過されるが，尿細管からまったく再吸収も分泌もされないイヌリンを指標に用いる．イヌリンクリアランスは GFR と一致する.

血漿流量（RPF）（mL/分）：1分間に腎を流れる血漿量をいう．血漿中のパラアミノ馬尿酸は腎を通過する過程で 90% が尿中に移行する．したがって，パラアミノ馬尿酸のクリアランスを 0.9 で除したものが RPF となる.

尿の成分

尿は固形成分を含む．固形成分は有機・無機成分からなり，組成は食事により変化する.
有機成分：尿素，尿酸，クレアチニン，馬尿酸.
無機成分：Na，Cl，K，硫酸.
(1) 有機成分は尿素が，無機成分は NaCl が最大.
(2) 尿への濃縮率の高いのは尿素とクレアチニン．濃縮率の低いのは Na である.
尿成分の変化：飲食物，運動，発汗などによって組成が変化する.

C 腎臓による体液調節

細胞外液浸透圧の調節

細胞外液の浸透圧調節は主に水分摂取とバソプレッシンによる尿量の調節で行われる．

脱水や細胞外液浸透圧の上昇→中枢浸透圧受容器→下垂体後葉→バソプレッシンの分泌亢進→腎集合管髄質部での水チャネル（アクアポリン）の形成促進→水再吸収の亢進→尿量の低下→体液量の増大→浸透圧正常化．

浸透圧低下時は逆反応により調節される．反応は速やかである．

Na^+ 濃度の調節と体液量

アルドステロンは Na^+ の再吸収を，バソプレッシンは水の再吸収を通して体液量の調節を行う（図 8-3）．

レニン-アンジオテンシン-アルドステロン系：血圧・浸透圧低下→輸入細動脈・傍糸球体細胞からレニンの分泌亢進→血漿アンジオテンシノゲン→アンジオテンシンⅠ→アンジオテンシンⅡ→副腎皮質からアルドステロンの分泌亢進→腎の遠位尿細管での Na^+ の再吸収の促進→体内の Na^+ と水の貯留．

血圧・浸透圧増大時はレニン分泌が低下する．

バソプレッシン：血圧低下・血液量減少→頸部動脈洞，大動脈弓，心房壁圧受容器の興奮→迷走神経，舌咽神経興奮→視床下部→バソプレッシン分泌亢進→腎集合管での水再吸収の亢進→尿量減少と体液量の増大．

動脈圧増大や血液量増大時はバソプレッシンの分泌が低下する．

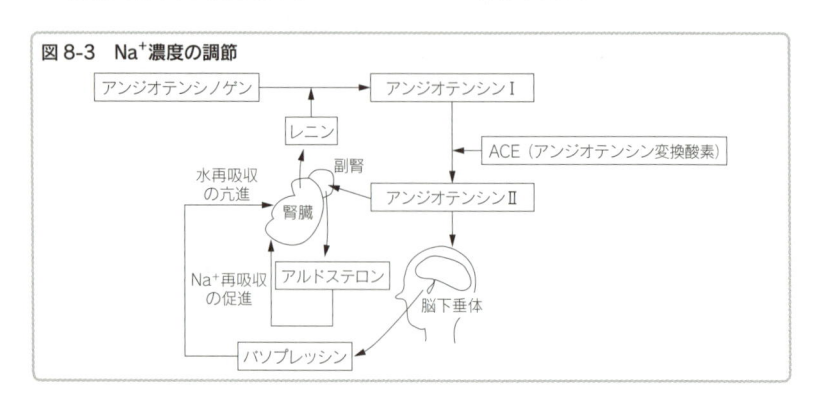

図 8-3　Na^+ 濃度の調節

表 8-4　水素イオンの生成

水素イオンの生成： $CO_2 + H_2O \rightarrow H_2CO_3 \rightarrow H^+ + HCO_3^-$
　　　　　　　　　　　　　　　　↑
　　　　　　　　　尿細管細胞内・炭酸脱水素酵素

酸塩基平衡の調節

腎臓は尿のpHを4.5〜8.0の間で変化させることで，細胞外液をpH 7.4 ± 0.05に保っている．

尿細管細胞による水素イオン（H^+）の産生と分泌：尿細管上皮細胞は水と二酸化炭素からH^+と重炭酸イオン（HCO_3^-）を生成する（表8-4）．

　H^+は管腔へ分泌（Na^+と交換による）される．HCO_3^-は血中へ輸送され，緩衝作用（pHを一定に）を発揮する．

腎臓は肺とともに酸塩基平衡を調節する二大器官であり，腎臓は不揮発性の酸を排泄する．

D 蓄尿と排尿

蓄尿

尿は尿管の蠕動運動により腎臓から膀胱に送られて蓄えられる．

蓄尿：尿が膀胱に貯まることをいう．膀胱内圧は蓄尿により3相の変化を示す．
(1) I相：膀胱尿量の増加による内圧の増加．
(2) II相：尿量が増加するが，膀胱の拡張により内圧の上昇がみられない．
(3) III相：300〜400 mL以上の尿量で膀胱内圧の急激な上昇が生じる．

排尿

排尿は，膀胱で蓄尿量が増大すると反射性に行われる．伸展受容器，求心性神経，排尿中枢，遠心性神経が関係する．

伸展受容器と求心性神経：蓄尿による膀胱壁の伸展は伸展受容器の脱分極と骨盤神経求心性（感覚性）線維にインパルスの高頻度発射をもたらす．

排尿中枢：排尿中枢には一次中枢と上位中枢がある．仙髄（一次中枢）は膀胱伸展情報を受け，骨盤神経遠心性神経（副交感性）を興奮させる．橋（上位中枢）は仙髄排尿中枢からの情報を受け，仙髄排尿中枢の機能を亢進させる．

　大脳皮質は外尿道括約筋を収縮させて意識的な排尿の抑制を行う．

表 8-5 排尿反射の経路

(1) 尿の貯留→膀胱壁の伸展受容器の興奮→骨盤神経（感覚性）→排尿中枢（仙髄）
　　　　　　　　　　　　　　　　　↓
(2) 仙髄排尿中枢→骨盤神経（副交感神経）興奮，下腹神経抑制，陰部神経抑制
　　　┌─↑
　　　└→橋排尿中枢
　　　　　　　　　　　　　　　　　↓
(3) 膀胱壁平滑筋の収縮，括約筋の弛緩→排尿

膀胱尿道括約筋と遠心性神経：自律神経，体性神経により膀胱と尿道括約筋の緊張が調節される．
(1) **副交感神経（骨盤神経）**：膀胱壁平滑筋を収縮，内尿道括約筋の弛緩させ，排尿を促進する．
(2) **交感神経（下腹神経）**：内尿道括約筋を収縮をさせ，排尿を抑制する．
(3) **体性運動神経（陰部神経）**：外尿道括約筋を収縮をさせ，排尿を抑制する．
　内尿道括約筋は平滑筋，外尿道括約筋は横紋筋からなり，尿の流出を抑制している．
排尿反射のまとめ：**表 8-5** に示す．

演習問題 — 尿の生成と排泄

1. 腎臓の外側を皮質，内側を（　　　）という．
2. 糸球体と（　　　）をあわせ腎小体という．腎小体と（　　　）をあわせ腎単位という．
3. 糸球体ろ過圧は糸球体血圧から（　　　）と（　　　）を差し引いたものである．
4. クリアランスとはある物質に関し，1分間に（　　　）される量をいう．
5. （　　　）クリアランスは糸球体ろ過量を表す．
6. Na^+は大半が（　　　）尿細管で（　　　）輸送により再吸収される．
7. ヘンレ係蹄下行脚では（　　　）の再吸収が行われる．
8. ヘンレ係蹄上行脚ではNa^+が，（　　　）とCl^-との共輸送で再吸収される．
9. アルドステロンが働くのは（　　　）尿細管である．
10. 集合管髄質部で水の再吸収の調節を行うのは（　　　）である．
11. 尿崩症は（　　　）の異常な分泌低下により起こる．
12. グルコースと（　　　）は近位尿細管においてNa^+と共輸送により再吸収される．
13. グルコースの尿細管での最大輸送量（Tm）が低下して起きるのは（　　　）糖尿である．
14. アミノ酸は（　　　）が高く，健常人では尿中に排泄されることはない．
15. 尿細管細胞はH^+を尿中に分泌し，血液の（　　　）を調整している．
16. K^+分泌は（　　　）分泌と競合し，（　　　）で低下する．
17. 排尿を促進する中枢が脳幹の（　　　）に存在する．
18. 骨盤神経の求心性線維が伸展受容器の情報を（　　　）の排尿中枢に伝える．
19. 骨盤神経の遠心性線維である（　　　）神経は排尿を促進する．
20. 外尿道括約筋に作用し，意識的に排尿を抑えるのは（　　　）神経である．

CHAPTER 9
内分泌

内分泌系は自律神経系とともに，生体の機能を調節する．

A 内分泌腺

内分泌腺とはホルモンを血液中に分泌する腺や器官で，下垂体，甲状腺，上皮小体，膵島，副腎，生殖腺（精巣，卵巣），松果体など（図9-1）がある．これに対して外分泌腺は，その分泌物を導管によって体外に分泌する器官である．

ホルモンは微量だが血流によって他の器官（標的器官）に達し，ホルモンの受容体（レセプター）を介して作用する．

B ホルモンの一般的性質

化学構造による分類

化学構造によって3種類を区別する．

ペプチドホルモン：大多数のホルモン．

ステロイドホルモン：副腎皮質ホルモンと生殖腺に由来する性ホルモン．ステロイドホルモンはコレステロールを材料としてつくられる．

アミン類：甲状腺ホルモン（サイロキシンまたはチロキシン），副腎髄質のカテコールアミン（アドレナリン，ノルアドレナリン）．

ホルモンの受容体は，通常，細胞膜に存在する．しかし，ステロイドホルモンと甲状腺ホルモンの受容体は，細胞内にある．これらのホルモンは脂溶性のため，細胞膜を通過できる．

分泌調節

分泌調節の階層性：脳の視床下部は下垂体のホルモン分泌を支配する（視床下部 - 下垂体系）．さらに，下垂体からのホルモンはほかの内分泌器官（甲状腺，副腎皮質，生殖腺）を支配する．

フィードバック調節：脳（視床下部）の支配を受ける内分泌器官からのホルモンは，視床下部のホルモン分泌にも影響を及ぼす．これらの多くは抑制的に働き（負のフィードバック），血液中のホルモン量を適正に保つ．

図 9-1　主要な内分泌腺

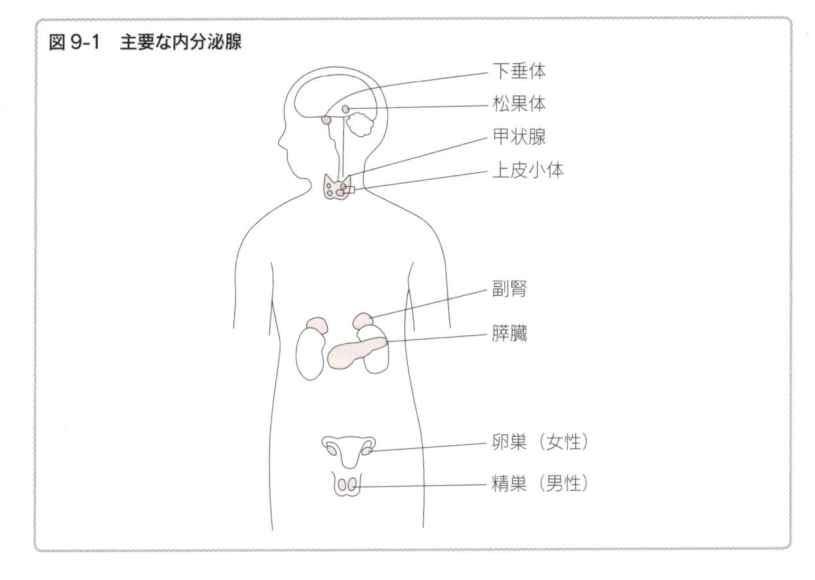

- 下垂体
- 松果体
- 甲状腺
- 上皮小体
- 副腎
- 膵臓
- 卵巣（女性）
- 精巣（男性）

血中成分による調節：血中のブドウ糖やカルシウムなどは直接，内分泌腺に働く．血糖値が高くなると，膵島からインスリンの分泌が促進され，血糖値が下がる．

自律神経による調節：副腎髄質や膵臓から分泌されるホルモンは自律神経によって直接，調節される．

C　ホルモンの種類と作用

主なホルモンの作用は**表 9-1**に示す．

視床下部のホルモン

視床下部の一部の神経細胞はホルモンを合成，分泌する（神経分泌）．これらは2種に分けられる．

視床下部ホルモン：視床下部に存在する細胞の神経軸索が正中隆起に延び，ホルモンを分泌する．ホルモンは下垂体門脈に入り，下垂体前葉のホルモン分泌を支配する．

下垂体後葉ホルモン：視索上核や室傍核に存在する神経細胞の軸索が下垂体後葉に延び，後葉で直接，分泌する．

表9-1 主なホルモンの作用

内分泌腺	ホルモン名	作用部位	生理作用
下垂体前葉	成長ホルモン（GH）	骨，筋，一般組織	骨の成長促進（分泌異常→巨人症，小人症） 血糖値上昇 蛋白合成促進
	甲状腺刺激ホルモン（TSH）	甲状腺	サイロキシン分泌促進
	副腎皮質刺激ホルモン（ACTH）	副腎皮質	副腎皮質の束状帯を刺激 糖質コルチコイド分泌促進
	卵胞刺激ホルモン（FSH）	卵巣	卵胞の発育促進 エストロゲン分泌促進
		精巣	精子の形成促進
	黄体刺激ホルモン（LH）	卵巣	排卵，黄体形成を促進 プロゲステロン分泌促進
		精巣	テストステロン分泌促進
	プロラクチン（PRL）（乳腺刺激ホルモン）	乳腺	乳腺の発育促進 乳汁の生産，分泌促進
下垂体後葉	バソプレッシン（抗利尿ホルモン）	腎臓の集合管	水分の再吸収促進（分泌低下→尿崩症）
	オキシトシン	乳腺，子宮	子宮筋の収縮 射乳
甲状腺	サイロキシン	全身組織	細胞の酸素消費率促進 ・体熱産生促進　・血糖上昇 （分泌亢進→バセドウ病）
	カルシトニン	骨，腎臓	血中のカルシウム濃度低下
上皮小体（副甲状腺）	パラソルモン	骨，腎臓	血中のカルシウム濃度を増加 骨のカルシウムを血中に遊離 尿細管のカルシウム再吸収促進 （分泌低下→テタニー）
膵臓	インスリン	肝，筋，脂肪組織	ブドウ糖の取り込み促進→血糖値低下 グリコーゲンの合成促進
	グルカゴン	肝臓	グリコーゲンの分解促進→血糖値上昇
副腎皮質	電解質コルチコイド（アルドステロン等）	腎臓の尿細管	Na^+の再吸収促進
	糖質コルチコイド（コルチゾール等）	肝臓，一般組織	糖新生，血糖値上昇 抗炎症作用
副腎髄質	アドレナリン，ノルアドレナリン	循環系，一般組織	心拍数の上昇，血圧の上昇，血糖値の上昇
卵巣 卵胞	エストロゲン	子宮，一般組織	女性の二次性徴を発現 卵胞の成熟を促進，乳腺の発達促進
卵巣 黄体	プロゲステロン	子宮，乳腺	子宮粘膜の増殖分泌を促進 乳腺の発育促進
精巣（間質細胞）	テストステロン	精巣，一般組織	男性生殖器発育促進 男性の二次性徴を発現，精子形成促進

下垂体のホルモン

下垂体は，前葉，中葉，後葉に分けられる．中葉はヒトでは退化的．後葉は神経組織で構成され，神経下垂体ともいう．

前葉ホルモン：6種類のホルモンがある．成長ホルモン（GH），プロラクチン（PRL），甲状腺刺激ホルモン（TSH），副腎皮質刺激ホルモン（ACTH），黄体形成ホルモン（LH），卵胞刺激ホルモン（FSH）が分泌される．LHとFSHはまとめて，性腺刺激ホルモン（GTH：ゴナドトロピン）という．これら6種の前葉ホルモンはすべて視床下部ホルモンによる調節を受ける．

後葉ホルモン：バソプレッシン（ADH）とオキシトシンを分泌する．これらは，前述のように，実際は視床下部の神経細胞が生産する．

甲状腺のホルモン（甲状腺ホルモンとカルシトニン）

甲状腺の構造：甲状腺は甲状軟骨の下方で気管の前を囲んでいる．組織の大部分は，球形の濾胞で占められる．濾胞は1層の上皮（濾胞細胞）と内腔のコロイド（粘性の液体）からなる．

甲状腺ホルモン：サイロキシン（またはチロキシン：T_4）とトリヨードサイロニン（またはトリヨードチロニン：T_3）がある．ヨウ素（ヨード）を含む．T_3はT_4より作用が強い．

甲状腺ホルモン分泌の調節：下垂体の甲状腺刺激ホルモン（TSH）に刺激されると，濾胞細胞はコロイドを細胞内に取り込む．コロイドに含まれるサイログロブリン（またはチログロブリン）に結合した甲状腺ホルモンを遊離し，濾胞の外側に分泌する．

甲状腺ホルモンの作用：基礎代謝の亢進，すなわち酸素消費量と熱量生産を増加する．これに伴い蛋白質や糖質，脂質の代謝が高まる．

甲状腺の機能異常：甲状腺機能の亢進症としてバセドウ病があり，甲状腺腫，眼球突出，頻脈を伴い，体重の減少，発汗，手の振戦などを示す．一方，甲状腺機能の低下症としてクレチン病や粘液水腫がある．

カルシトニン：カルシトニンは血中カルシウムを低下させる．濾胞の外に存在する傍濾胞細胞（C細胞）が分泌する．

副甲状腺のホルモン

上皮小体（副甲状腺）は米粒ほどの大きさで，甲状腺の後部に付着している．

副甲状腺ホルモン（上皮小体ホルモン，パラソルモン）：パラソルモン（PTH）は血中のカルシウム濃度を上昇させる．血中のCa^{2+}が低下すると，PTHの分泌が高まる．また，副甲状腺を摘出すると血中カルシウム濃度が低下してテタニー（筋痙縮）を引き起こす．

副腎皮質のホルモン

副腎皮質の構造：外側から球状帯，束状帯，網状帯の3層が区別される．副腎皮質はACTHによって刺激を受ける．

ホルモンの種類：副腎皮質ホルモンの化学的性状はステロイドである．球状帯は電解質コルチコイド，束状帯は糖質コルチコイド（グルココルチコイド）を分泌する（コルチ＝皮質，コルチコイドは皮質のホルモンという意味である）．網状帯は退化的である．男性ホルモン（性ステロイド）を分泌するが，作用は弱い．

電解質コルチコイドの作用：アルドステロン（ステロン：ステロイドの1つ）は腎臓の遠位尿細管，集合管に作用し，Na^+の再吸収を促し，水分の吸収を増大させる．

アルドステロンの分泌調節：レニン–アンジオテンシン系によって調節される．腎臓から分泌されるレニンは血中のアンジオテンシノゲンをアンジオテンシンⅠに変換し，Ⅰは肺の酵素によりアンジオテンシンⅡに変わる．このアンジオテンシンⅡがアルドステロンの分泌を高める．レニンは血圧の低下や血中Na^+の減少によって分泌が高まるので，血圧や血中Na^+濃度が安定に保たれる．

糖質コルチコイドの作用：代表的な物質は，コルチゾルとコルチコステロンである．これらは蛋白質や脂質の分解を促進する．また肝臓に作用し，糖新生を促し，血糖値を上げる．抗炎症作用もあるため，薬剤として喘息，湿疹などのアレルギー症状を抑制するために用いられる．ストレスを受けると分泌が高まり，抗ストレス作用をもつ．

糖質コルチコイドの分泌調節：下垂体からのACTHにより刺激を受ける．ストレスを受けると，視床下部から副腎皮質刺激ホルモン放出ホルモン（CRH）が分泌され，下垂体のACTH分泌を高める．長期間ストレスにさらされると，副腎の束状帯が刺激を受け，肥大化する．

網状帯の男性ホルモン：通常，作用は弱い．しかし，分泌が亢進する疾患があり，女性では，ひげが伸びるなどの男性化がみられる．

副腎髄質のホルモン

ホルモンの種類：副腎髄質のクロム親和細胞はカテコールアミン（アドレナリン，ノルアドレナリン）を分泌する．そのうち80％がアドレナリンである．

作用：心臓に働き，収縮力と心拍数を増加させ，一方，末梢血管を収縮して血圧を上げる．また肝臓に働き，グリコーゲンを分解して血糖値を上昇させる．その他，脂肪分解や熱産生を促進する作用がある．

分泌調節：髄質には交感神経線維が入り，髄質ホルモンの分泌を促す．ストレスを受けると交感神経が興奮し，血圧や血糖値が上昇する．副腎皮質ホルモンとは異なり，下垂体ホルモン（ACTH）の支配を受けない．

膵臓のホルモン

膵臓は消化液を分泌する（外分泌部）とともにホルモンも分泌する（内分泌部）．内分泌細胞はランゲルハンス島（膵島）に存在し，インスリン，グルカゴン，ソマトスタチンなどのホルモンを分泌する．

インスリン：インスリンはB細胞（β細胞）が分泌し，筋，脂肪細胞，肝臓に働きかけてグルコース（ブドウ糖）の吸収を高め，血糖値を下げる．また，取り込んだグルコースなどはグリコーゲン，脂肪，蛋白質として蓄えさせる．

グルカゴン：グルカゴンはA細胞（α細胞）が分泌し，肝臓のグリコーゲンを分解し，さらに糖新生を促し，血糖値を上げる．

ソマトスタチン：A，B細胞に働き，インスリンとグルカゴンの分泌を抑制する．

血糖値の調節：食後に血糖値が上昇すると，インスリンが分泌されて血糖値が低下する．空腹時に血糖値が下がると，グルカゴン，糖質コルチコイド，アドレナリンが分泌され，血糖値は一定のレベルに保たれる．また，迷走神経（副交感神経）もインスリンの分泌を促進する．

糖尿病：血糖値が慢性的に高い状態を示す病気をいう．糖尿病には1型と2型があり，ほとんどは2型である．1型糖尿病は，自己抗体によってB細胞が破壊されるために生じる．2型糖尿病は筋や肝臓のインスリン感受性が減少して起こる（インスリン抵抗性）．

精巣のホルモン

精巣は精子を形成するとともに，男性ホルモンであるアンドロゲン（アンドロは男性を意味する）を分泌する．この主要な物質はテストステロンである．男性ホルモンはライディッヒ細胞（間質細胞）が分泌する．

生理作用：精子形成にかかわる．また，ひげの伸びや声変わりなどの男性の二次性徴を発現させ，骨格や筋を発達させて男性的にする．下垂体のLHはライディッヒ細胞に働き，男性ホルモンの分泌を高める．

卵巣のホルモン

卵巣は卵子を形成するとともに，女性ホルモンも分泌する．これには，卵胞ホルモン（エストロゲン）と黄体ホルモン（プロゲステロン）がある．エストロゲンの成分はエストラジオール，エストロンなどである．

生理作用：卵巣ホルモンは生殖にかかわる．エストロゲンは女性の二次性徴を促し，乳腺を発達させる．プロゲステロンは妊娠を維持させ，乳腺を発達させる（14章参照）．

その他のホルモン

表 9-2 に示す.

表 9-2 その他のホルモン

分泌器官		ホルモン名	生理作用
消化管	胃	ガストリン	胃のペプシノゲン,胃酸の分泌を促進
	小腸	コレシストキニン(CCK)	胆嚢の収縮,膵液(消化酵素)の分泌促進
		セクレチン	膵液(重曹水)の分泌促進
腎 臓		レニン	アルドステロン分泌促進
		エリスロポエチン	赤血球の産生を促進
心 臓		心房性ナトリウム利尿ペプチド	腎遠位尿細管の Na^+ 再吸収抑制,血管拡張
松果体		メラトニン	夜に分泌が高まり,日周期リズムを示す

演習問題 — 内分泌

1. 下垂体の前葉，中葉，後葉のうち視床下部の神経細胞がホルモンを分泌するのは（　　　）である．
2. 性腺や副腎皮質でつくられるホルモンは（　　　）ホルモンである．
3. 下垂体前葉ホルモンはプロラクチン，性腺刺激のホルモンのほかに（　　　），（　　　），（　　　）がある．
4. 下垂体前葉ホルモンのうち骨の長さを成長させるのは（　　　）である．
5. 甲状腺ホルモンは体の（　　　）を亢進する．
6. トリヨードサイロニンのほうがサイロキシンより作用が（　　　）．
7. インスリンは血糖値を（　　　）させる．
8. 副腎髄質から多く分泌されるホルモンは（　　　）で，（　　　）神経の刺激を受ける．
9. 膵臓から分泌され，血糖値を上げるホルモンは（　　　）．
10. 糖質コルチコイドの分泌を促進する下垂体ホルモンは（　　　）．
11. コルチゾル，テストステロン，カテコールアミン，オキシトシンのうち，下垂体前葉ホルモンによる調節を受けるのは（　　　）と（　　　）．
12. 下垂体後葉ホルモンは（　　　）と（　　　）である．
13. オキシトシン，サイロキシン，グルカゴンのうち，産熱に関与するのは（　　　）．
14. アレルギー症状を抑制し，ストレスに対する抵抗力を高めるホルモンは（　　　）．
15. バソプレッシン，甲状腺ホルモン，アルドステロン，レニンのうち細胞外液量の減少時に分泌が促進されないのは（　　　）．
16. プロゲステロン，テストステロン，エストラジオールのうち，アンドロゲンに属するのは（　　　）．
17. 腎臓，心臓，膵臓，消化管，肝臓のうち，ホルモンを分泌しないのは（　　　）．
18. 副腎皮質，副腎髄質，精巣，甲状腺のうち，下垂体ホルモンの調節を受けないのは（　　　）．
19. 副甲状腺ホルモンは（　　　）で，血中カルシウム濃度を（　　　）させる．
20. （　　　）は腎臓から分泌されるホルモンで副腎の（　　　）の分泌を高める．

CHAPTER 10
骨の生理とカルシウム代謝

A 骨の構造と機能

骨の機能

骨はコラーゲン基質にリン酸カルシウムの結晶が組み込まれた強靭な構造をもっている．骨は身体の支持や臓器の保護に働くほか，カルシウム貯蔵庫としてカルシウム代謝において重要な役割を担っている．骨の機能をまとめると次のようになる．
① 支持：骨格をつくり，身体の支柱として働く．
② 保護：体腔をつくり，内臓器系などを収めて保護する．
③ 運動作用：筋収縮を受け，身体の運動に関係する．
④ 無機塩の貯蔵：カルシウム，リンを貯蔵して，血液・体液の無機塩の恒常性維持に関係する．
⑤ 造血：血液幹細胞を骨髄に収め，各血球成分を形成する．

骨の構造

骨は骨膜，骨質，関節軟骨，骨端軟骨からなり，神経や血管が入り込んでいる．
骨膜：関節面以外の骨表面を包む線維性の膜をいう．骨膜と骨質はシャーピー線維（コラーゲンからなる）により強く結ばれている．
(1) 造骨作用があり，骨の肥厚や骨折の修復を行う．
(2) 血管や神経に富み，鋭敏な知覚がある
骨質：緻密質と海綿質に分けられる．
(1) **緻密質**：骨表面を占める硬い部分をいう．
　① ハバース管を中心とする層板構造の集合体である．
　② ハバース管の間を横に連絡するフォルクマン管を含み，神経・脈管が管内を走行している．
(2) **海綿質**：骨の内部を占める小柱状・梁状の部分をいう．骨梁の中に骨髄を含む．
骨髄：骨梁の中にある細網組織をいう．赤色骨髄と黄色骨髄がある．
(1) **赤色骨髄**：さかんな造血作用をもつ．小児期のすべての骨，成年期の上腕骨や大腿骨の骨端部，椎骨，肋骨，胸骨，腸骨などにみられる．
(2) **黄色骨髄**：造血作用はない．成年期以降の長骨にみられる．赤色骨髄が脂肪変性したものをいう．

軟骨質：硝子軟骨からなる．関節軟骨と骨端軟骨がある．
（1）**関節軟骨**：関節面に形成されたものをいう．弾力に富み，関節面の接触に対して緩衝帯となる．
（2）**骨端軟骨**：骨の成長点であり，骨幹端に形成されたものをいう．成長後，骨化して骨端軟骨となる．

骨の細胞

骨には骨芽細胞，骨細胞，破骨細胞の3種の細胞が存在する．
骨芽細胞：骨髄の間質前駆細胞から由来する細胞をいう．コラーゲンとアルカリフォスファターゼの分泌を行い，骨形成と石灰化を進める．
骨細胞：骨芽細胞の分化した細胞をいう．骨小窩にあり，骨基質と血液間の物質交換に関係している．
破骨細胞：単球から分化した細胞をいう．H^+を分泌してリン酸カルシウムを溶解し，プロテアーゼを分泌して蛋白質を分解する．骨の消化・吸収を促進する．

骨の化学的組成

骨は水分，有機成分，無機成分からなる
骨の有機成分：主にコラーゲン（骨に強靭さを付与）からなる．
骨の無機成分：主にリン酸カルシウム（ハイドロキシアパタイト）からなる．
　＊カルシウムの99％，リンの85％が骨に貯蔵されている．

B 骨の形成・成長・改変

骨の形成

骨の形成は膜性骨化と軟骨性骨化でなされる．
膜性骨化：結合組織の内に骨芽細胞が出現し化骨する．
（1）**骨化の様式**：中胚葉性間葉細胞→骨芽細胞→コラーゲン分泌・骨基質形成→骨化点の出現→石灰化→骨梁形成→骨芽細胞の骨細胞化，破骨細胞（造血幹細胞→単球）の出現→骨組織の形成．
（2）**膜性骨化で形成される骨の種類**：鎖骨，頭蓋骨，顔面の一部の骨．
軟骨性骨化：軟骨が形成され，軟骨の中に骨芽細胞が出現し化骨する．
（1）**骨化の様式**：軟骨による骨の形の形成→中央部の骨化・成長・栄養血管の進入（一次骨化点）→両骨端部の骨化・栄養血管の進入（二次骨化点）→骨端板・骨端軟骨の形成（成長点）．
（2）**骨端部**：成長ホルモンの作用点である．成長後は閉鎖して骨端線となる．

骨の成長

骨の成長には**伸長**と**肥大**がある．
伸長：骨端軟骨の軟骨細胞の増殖による骨の長軸方向の成長をいう．成長ホルモンは軟骨細胞の増殖を促進する．
肥大：骨膜の骨芽細胞により骨質が付加されて太くなる成長をいう．

骨の改変

骨では常に**骨吸収**と**骨形成**が並行して進み，骨の改変がなされている．改変は成長因子やホルモンの影響を受ける
骨吸収：破骨細胞による骨の消化吸収をいう．
骨形成：骨芽細胞による新骨の形成をいう．
改変速度：小児では1年，大人では5～6年．
骨の形成と改変に影響する因子：
(1) **骨芽細胞刺激因子**：IGF-1，カルシトニン，上皮小体ホルモン（PTH）．
(2) **骨芽細胞抑制因子**：糖質コルチコイド．
(3) **破骨細胞刺激因子**：上皮小体ホルモン，ビタミンD．
(4) **破骨細胞抑制因子**：カルシトニン，エストロゲン．

C カルシウム代謝と調節ホルモン

カルシウムは小腸から吸収され，腎から排泄される．骨はカルシウムのプール（貯蔵庫）としての役割をもつ．カルシウム代謝の調節は主にホルモンにより行われ，血漿カルシウム濃度は恒常性が保たれている（**図10-1**）．

カルシウム代謝

小腸からのカルシウムの吸収：主に小腸刷子縁から能動輸送で吸収される．
腎からのカルシウムの排泄：糸球体でろ過されたカルシウムは尿細管で大部分が再吸収され，一部のみが尿中に排泄される．
骨のカルシウム：骨には血漿との交換が速いカルシウムプールと遅いカルシウムプールの2区分がある．遅いプールは量的に大部分（95％以上）を占める．速いプールは血漿カルシウムの恒常性の維持に働いている．

血漿カルシウム

血漿カルシウム濃度：ほぼ10 mg/dLに維持されている．蛋白結合型と遊離型がある．

図 10-1　カルシウム代謝

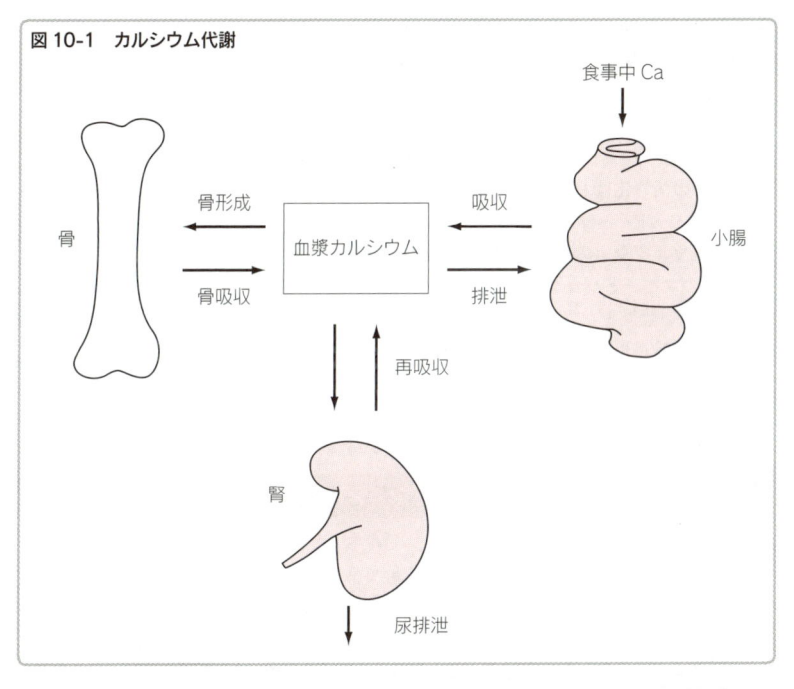

調節ホルモン：ビタミン D，上皮小体ホルモン（PTH），カルシトニンが協調してカルシウムの濃度調節を行っている．

(1) 血漿カルシウム濃度を増大させるホルモン
　① ビタミン D_3：消化管からの吸収の促進，腎での再吸収促進（排泄抑制）．
　② PTH：骨吸収促進（骨から），腎での再吸収促進（排泄抑制）．
(2) 血漿カルシウム濃度を減少させるホルモン
　カルシトニン：骨形成促進（骨へ），腎での再吸収抑制（排泄促進）．

★低カルシウム血性テタニー

血漿カルシウム濃度の低下→興奮性膜の興奮性亢進→筋痙攣
(1) クボステック徴候－顔面神経刺激－顔面筋の痙攣
(2) トルソー徴候（産科医の手）－手首親指屈曲痙攣

ビタミン D_3

皮膚において紫外線の影響のもと，コレステロールから誘導される．コレステロール

→プロビタミン D_3 →ビタミン D_3 の経過をたどる.

活性化：まず肝臓，次いで腎臓で活性化される.

(1) 肝臓において：ビタミン D_3 → $25(OH)$ ビタミン D_3.

(2) 腎臓において：$25(OH)$ ビタミン D_3 → $1,25(OH)_2$ ビタミン D_3（活性型）.

活性化の調節：

(1) 腎での活性化は PTH で促進される.逆に $1,25(OH)_2$ ビタミン D_3 により抑制（負のフィードバック）される.

(2) 血漿カルシウムの増大は PTH 分泌低下を介してビタミン D_3 の活性化を抑制する（負のフィードバック）.

生理作用：血漿カルシウム濃度の上昇に働く.

(1) 腸管に輸送担体を増大し，能動輸送によるカルシウム吸収を促進する.

(2) PTH の作用の亢進（破骨細胞の増殖と PTH 感受性亢進）し，骨吸収を促進する.

(3) 腎でのカルシウムの再吸収を促進する.

他に腎でのリン酸の再吸収を促進する作用がある.

上皮小体ホルモン（パラソルモン：PTH）

甲状腺背面にある上皮小体（副甲状腺）で産生・分泌されるポリペプチドである.
プレプロ -PTH →プロ -PTH → PTH を経て活性化される.

分泌調節：

(1) 血中カルシウム濃度の低下により分泌が促進され，上昇で分泌が抑制される.

(2) ビタミン D_3 で分泌が抑制される.

生理作用：血漿カルシウム濃度の上昇に働く.

(1) **骨**：破骨細胞を活性化して骨吸収を促進する.

(2) **腎**：腎尿細管からのカルシウム再吸収の促進，ビタミン D_3 を活性化する.

他に腎臓からのリン酸の排泄促進の作用ももつ.

カルシトニン

甲状腺傍濾胞細胞（C 細胞）から産生・分泌されるポリペプチドである.

分泌調節：血漿カルシウム濃度上昇により分泌が増大する.

生理作用：血漿カルシウム濃度を低下させ，高カルシウム血症の予防に働く.

(1) 破骨細胞の活性を抑制して骨吸収を低下させる.

(2) 腎尿細管でカルシウム再吸収を抑制して，血漿カルシウムを低下させる.

他に腎からのリン酸の排泄を促進する.

D カルシウム代謝異常と骨の病気

骨の各細胞の障害と調節因子の異常は骨にさまざまな疾患をもたらす．

骨粗鬆症

病態：骨量の減少を特徴とする．
原因：骨芽細胞の活動低下によるコラーゲン分泌低下→骨基質形成の抑制，石灰沈着の障害．
(1) 運動不足，栄養失調，ビタミン D_3 不足．
(2) 閉経によるエストロゲン欠乏，老齢による骨基質形成不全．
＊エストロゲン分泌低下は破骨細胞からの骨吸収サイトカインの増大をもたらす．

くる病，骨軟化症

くる病：
　病態：小児の骨において，骨基質単位当たりのカルシウム沈着量が低下した状態をいう．
　原因：ビタミン D_3 欠乏による腸管からのカルシウムの吸収低下→血漿カルシウム低下→PTH 分泌亢進→骨からのカルシウム溶出促進．
　　骨芽細胞は正常であり，コラーゲン線維は質量とも異常がない．

骨軟化症：
　病態：成人の骨に生じるくる病をいう．
　原因：ビタミン D_3 欠乏や腎機能不全によるビタミン D_3 の活性の低下．

骨の遺伝病

骨形成不全症：
　病態：コラーゲンの量的低下・異常による骨の脆弱化をいう．
　原因：コラーゲンをコードする遺伝子の突然変異．

骨大理石症：
　病態：骨密度の上昇と神経孔・骨髄腔の狭窄による神経障害，血液異常をいう．
　原因：破骨細胞の欠如による骨吸収不能と骨密度の増大．

演習問題 — 骨の生理とカルシウム代謝

1. 骨質には硬く表層部を占める（　　　）質と内面の大部分を占める（　　　）質がある．
2. 骨の緻密質には（　　　）管を中心とした層板構造があり，（　　　）管はハバース管を横につなぐ．
3. 軟骨には関節面で力学的緩衝作用をもつ（　　　）と，骨の長軸方向への成長に関係する（　　　）がある．
4. 成人の長骨では（　　　）骨髄が脂肪変性して（　　　）骨髄に転化している．
5. 頭蓋骨は（　　　）骨化により，大腿骨は（　　　）骨化により形成される．
6. 血漿カルシウム濃度の低下は骨格筋に（　　　）を生じさせる．
7. 血漿カルシウム濃度を低下させるのは（　　　）で，上昇させるのは（　　　）と上皮小体ホルモンである．
8. ビタミン D_3 は皮膚に紫外線を受けて（　　　）からつくられる．
9. ビタミン D_3 は消化管から（　　　）の吸収を促進し，（　　　）でカルシウムの再吸収を促進する．
10. ビタミン D_3 は（　　　）ホルモンの分泌を抑制する．
11. ビタミン D_3 は（　　　）臓と（　　　）臓で活性化される．
12. 血漿カルシウムの（　　　）は上皮小体ホルモンの分泌を促進する．
13. 上皮小体ホルモンは（　　　）細胞を活性化して（　　　）吸収を促進する．
14. 上皮小体ホルモンは腎臓に働き（　　　）の再吸収を促進し，（　　　）の排泄を促進する．
15. 血漿カルシウムの上昇は甲状腺からの（　　　）の分泌を促進する．
16. カルシトニンは（　　　）を抑制するとともに，腎でのカルシウムの排泄を促進する．
17. ビタミン D_3 欠乏は小児で（　　　），成人で（　　　）を引き起こす．
18. 閉経期の女性において（　　　）の分泌低下は（　　　）症を引き起こす．
19. 骨形成不全症では（　　　）の量的低下により，骨の脆弱化がみられる．
20. 骨大理石病は（　　　）が遺伝的に欠落した疾患である．

CHAPTER 11

神経

神経系は身体の内外の変化に対応し，刺激や情報を処理して末梢に伝達する機能がある．

A 神経系の分類

神経系は中枢神経系と末梢神経系とからなる．

中枢神経系：脳と脊髄とからなる．
末梢神経系：形態的分類と機能的分類がある．

(1) **形態的分類**
① 脳神経：脳から出てくる神経で 12 対ある．
② 脊髄神経：脊髄から出てくる神経で 31 対ある．

(2) **機能的分類**
① 体性神経系：感覚神経系と運動神経系とがある．
② 自律神経系：自律神経系は植物神経系とも呼ばれる．運動（遠心性）神経系である．交感神経系と副交感神経系とに分かれる．

B 神経組織

神経細胞

神経組織は神経細胞（ニューロン）と支持細胞とで構成される（**図 11-1**）．
ニューロン：細胞体，樹状突起，軸索からなる．
支持細胞：
  神経膠細胞：中枢神経系では星状膠細胞，希突起膠細胞，小膠細胞がある．末梢神経系にはシュワン細胞などがある．
  ① 星状膠細胞：神経細胞と血管との間に介在し，物質移動に関与する．
  ② 希突起膠細胞：髄鞘形成に関与する．
  ③ 小膠細胞：異物の貪食など食作用に関与する．
  ④ シュワン細胞：末梢神経の髄鞘形成に関与する．

図 11-1　神経細胞の構造

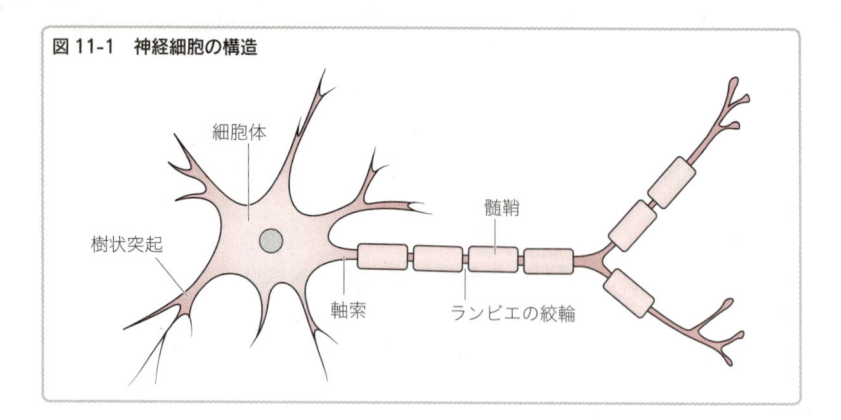

細胞体／樹状突起／軸索／髄鞘／ランビエの絞輪

変性と再生

変性：変性には順行性変性（ワーラー変性）と逆行性変性とがある．
(1) **順行性変性**：軸索の切断で切断部よりも遠位側の髄鞘・軸索の膨化，溶解が起こる．
(2) **逆行性変性**：軸索の切断部よりも近位側に膨化，溶解などの変性が起こる．

再生：神経線維の変性後，シュワン細胞が管状に連なって増殖し，神経線維がシュワン細胞に沿って末梢方向に伸び目的に到達する．

C ニューロン

静止（膜）電位：細胞膜の内側と外側とではイオンの分布が異なり，その電解質イオンの濃度差によって生じる電位差のこと．すなわち，静止電位（＝膜電位）とは，細胞膜内には蛋白質の陰イオンと K^+ が多く，細胞膜外は Na^+ と Cl^- が多い．生体ではナトリウム（Na^+-K^+）ポンプにより Na^+ は細胞外に出されるため，細胞膜内（細胞内 $-60\sim-90\,mV$）と細胞膜外（$0\,mV$）との間に生じる電圧差とのことである（図 11-2）．

D 興奮と伝導

活動電位

興奮：興奮する部位の膜電位は $-70\,mV$ から $+30\,mV$ に急速に変化し，また急速に

図 11-2 活動電位

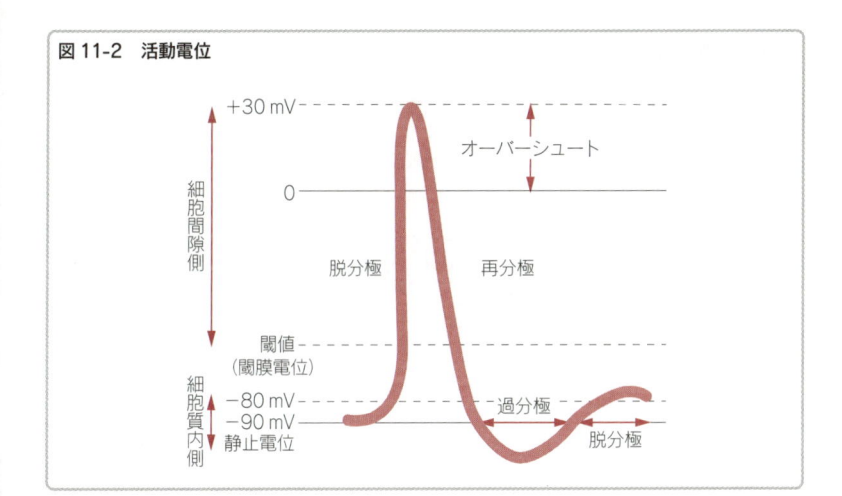

細胞間隙側 / 細胞質内側
+30 mV　オーバーシュート
0
脱分極　再分極
閾値（閾膜電位）
−80 mV
−90 mV　静止電位　過分極　脱分極

静止膜電位−70 mV に戻る．

脱分極：膜電位が 0 方向に向かうこと．

閾値（閾・閾膜電位）：脱分極がある一定の値に達すると活動電位が発生する膜電位を閾値（閾・閾膜電位）という．

活動電位：静止電位に急激な一連の膜電位が陽性方向に発生する変化をいう．

オーバーシュート（極性逆転）：細胞内部が膜電位 0 V を超え，プラス（+30 mV）になる．

過分極：静止電位に戻るとき，細胞内部が静止電位（−70 mV）よりもマイナスになる変化をいう．

再分極：活動電位が元の静止電位に戻る過程をいう．

伝導：神経細胞の膜の一部に活動電位が発生すると，活動電位は軸索を電気信号が遠位方向に伝わる．

活動電位の伝導

活動電位が細胞膜の一部に発生するとその隣接部の間に電位差が生じる．これにより流れる電流を局所電流という．局所電流は細胞内では興奮部から静止部に流れ，細胞外では静止部から興奮部に流れる．その結果，隣接部の細胞膜には外向きに電流が流れ，膜電位は脱分極を起こし活動電位を生じる．このように次から次へ活動電位は発生し，興奮が伝導する．

図11-3 興奮の伝導

無髄神経線維

有髄神経線維

ランビエの絞輪

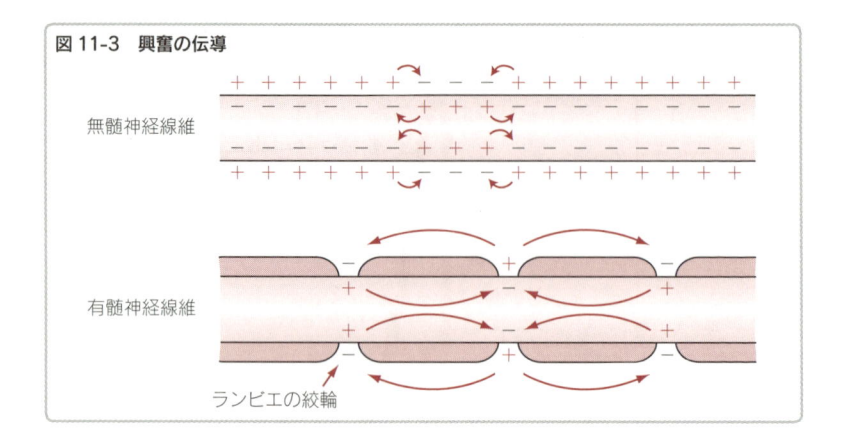

活動電位の特徴

全か無かの法則：刺激の強度に関係なく，閾値以下の刺激では活動電位が発生せず，閾値以上の刺激を与えると一定の大きさの活動電位が発生する場合，この活動電位の性質を全か無かの反応といい，全か無かの法則に従うという．

不応期：絶対不応期と相対不応期がある．

(1) **絶対不応期**：神経細胞は閾刺激に反応して活動電位が発生する．活動電位の発生中と発生後の一定期間刺激にまったく反応しない期間をいう．

(2) **相対不応期**：閾刺激では反応なく，閾上刺激では活動電位が発生する時期をいう．

興奮伝導の原則

活動電位の伝導時の3原則：

(1) **両方向性伝導**：神経線維の途中の1点を刺激すると，興奮は両方向に伝導する．生体では通常，線維の途中を刺激されることがないので活動電位は一定の方向に伝導する順行性伝導．反対方向の伝導は逆行性伝導という．

(2) **絶縁性伝導**：多数の神経線維の集まりである神経で，ある神経線維が興奮しても隣接する他の神経線維には興奮は伝達されない．

(3) **不減衰伝導**：神経線維の直径・性状が一様であれば，活動電位の大きさと伝導速度の伝導は一定である．

跳躍伝導：有髄線維での活動電位の伝導方法である．髄鞘は電気に対して絶縁性が高く，この部位では活動電位は発生しない．活動電位はランビエの絞輪で発生し，次のランビエの絞輪へと跳び跳びに伝播する（図11-3）．

伝導速度：有髄神経線維，無髄神経線維とも神経線維の直径（軸索＋髄鞘，軸索）が太いほど伝導速度は速い．有髄神経線維は無髄神経線維より速い．

無髄神経線維の伝導：活動電位が発生し，局所電流が細胞膜上を次から次へと脱分極して興奮を伝導する．脱分極しているときは不応期であるので，逆に伝導することはない．

有髄神経線維の伝導：局所電流が細胞膜上で脱分極して，次に脱分極する部位はランビエの絞輪である．髄鞘の部位では活動電位が発生しないので，局所電流は髄鞘を跳び越えランビエの絞輪まで跳ぶので伝導速度は速い．

E 神経線維

神経線維の分類

神経線維は興奮の伝導速度の高いほうから，A・B・Cに分け，さらにA群を，α・β・γ・δに分類する．感覚神経線維をⅠa・Ⅰb・Ⅱ・Ⅲ・Ⅳに分類することもある．

A線維：体性有髄神経線維で，遠心性と求心性とがある．
 (1) **Aα線維**：筋紡錘からの求心性神経線維．骨格筋の収縮（運動終板）に関与する遠心性神経線維．
 (2) **Aβ線維**：触覚，圧覚，振動覚の求心性神経線維．
 (3) **Aγ線維**：筋紡錘への遠心性神経線維〔筋紡錘内の筋線維（錘内筋線維）に分布し，筋緊張を調節する遠心性神経線維〕．
 (4) **Aδ線維**：痛覚，温度覚の求心性神経線維．

B線維：自律神経の有髄線維（節前線維）．

C線維：自律神経の無髄神経（節後線維）．温度覚，痛覚，（主に痛覚に関与する求心性神経線維）．

神経線維の特徴：線維の太さの順　A＞B＞C．興奮の閾値の順　A＜B＜C．
圧迫に強い順　A＜B＜C．麻酔の効きやすい順　A＜B＜C．

求心性（感覚性）神経線維の分類

Ⅰa群線維：筋紡錘（ラセン形終末）からの求心性神経線維（Aα）．
Ⅰb群線維：腱受容器からの求心性神経線維（Aα）．
Ⅱ群線維：筋紡錘（散形終末），触覚，圧覚からの求心性神経線維（Aβ）．
Ⅲ群線維：痛覚，温度覚からの求心性神経線維（Aδ）．
Ⅳ群線維：痛覚からの求心性神経線維（C）．

ℱ シナプス

シナプス伝達

シナプス：神経細胞の神経終末と他の神経細胞，筋細胞，腺細胞などとの接合部位をシナプス（接合部）という．

シナプスでの興奮伝達：活動電位によって脱分極して神経終末が興奮すると，神経伝達物質（化学伝達物質）が放出される．この物質によって接合部位の細胞が膜電位を変化させて興奮が起こる（図11-4）．

シナプス伝達の特徴：シナプス伝達は，伝達物質が一方向に放出され，興奮も一方向に伝達される一方向性伝達である．

  シナプス遅延：伝達物質を介して興奮が伝達するので，興奮がシナプスを通過するのに時間がかかる．シナプス遅延時間は 0.2 ms である．

  易疲労性：シナプス伝達を反復し続けるとシナプスは疲労し，興奮の伝達は中断する．休止期間をおくと伝達物質が蓄積し，伝達が回復する．

  シナプスの可塑性：シナプス前線維の興奮で伝達効率が変わる性質がシナプスの可塑性である．シナプス前ニューロン（シナプス前細胞）を反復刺激をすると，シナプス後細胞の反応性が増大する．これが学習，記憶，運動などに関与する．

  反復刺激後増強：シナプス前細胞の反復刺激により，シナプス後細胞の反応性が増大する．

図11-4　シナプス伝達

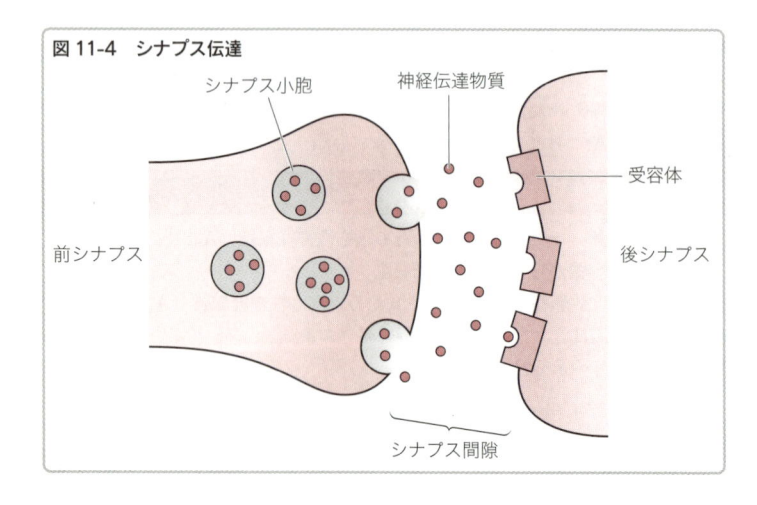

長期増強：シナプス前細胞の反復刺激により，反復刺激後にシナプス後細胞の反応性の増大が数時間から数日間続く．

長期抑制：シナプス前細胞の反復刺激により，反復刺激後にシナプス後細胞の反応性が長期間抑制が続く．

興奮伝達物質

神経終末と神経細胞との接合部（シナプス）には 20～80 nm ほどの間隙がある（シナプス間隙）．活動電位がこのシナプス間隙の部位にくると軸索終末から化学伝達物質を放出する．

神経伝達物質：化学構造による分類ではアセチルコリン，モノアミン，アミノ酸，プリン誘導体，ペプチドなどがある．

(1) **アセチルコリン**
(2) **モノアミン**：ノルアドレナリン，アドレナリン，ドパミン，セロトニン，ヒスタミン
(3) **アミノ酸**：γ-アミノ酪酸（GABA），グルタミン酸，グリシン
(4) **プリン誘導体**：ATP，アデノシン
(5) **ペプチド**：オピオイドペプチド（メチオニン，ロイシン，エンケファリン，β-エンドルフィン），サブスタンス P，VIP，β-CGRP
(6) **一酸化窒素**

興奮性シナプス：シナプス前細胞からの伝達物質により次の細胞の興奮が起こるシナプスをいう．グルタミン酸は興奮性伝達物質として働く．

抑制性シナプス：シナプス前細胞からの伝達物質により抑制が起こるシナプスを抑制性シナプスという．γ-アミノ酪酸（GABA）は抑制性伝達物質として働く．アセチルコリンとノルアドレナリンは効果器の受容体により，興奮性または抑制性伝達物質として作用する．

反射とシナプス

反射：刺激で起こった興奮が求心性神経によって反射中枢にいき，中枢から遠心性神経によって，意志とは無関係に興奮が送り出され，効果器で効果が引き起こされる現象．

(1) **反射弓**：反射の経路のこと．反射弓は5つの要素を含み，下記の経路からなる．
受容器→求心性神経→反射中枢→遠心性神経→効果器．
(2) **シナプス反射**：
① **単シナプス反射**：求心性のニューロンと遠心性のニューロンからなる反射弓で，シナプスは1個である．
② **多シナプス反射**：中枢神経系内で，2個以上のシナプスを含む反射をいう．

ニューロンの回路

収束と発散:
(1) **収束**：多数のシナプス前細胞の軸索が同一の1個のニューロンとシナプスを形成すること.
(2) **発散**：1個のシナプス前細胞の軸索が多数の側枝により，多数の他のニューロンとシナプスを形成すること.

G 神経線維と伝導速度

神経線維と付属物

神経線維の付属物には神経鞘，髄鞘などがある.
神経鞘：髄鞘の周囲を取り巻くシュワン細胞.
髄鞘：髄鞘（ミエリン鞘）は白くみえる.
ランビエの絞輪：髄鞘は一定の間隔で途切れている．その途切れた部位をいう.
　伝導速度は有髄線維のほうが無髄線維より速く，また太い線維のほうが速い.

神経線維とその性質

神経：神経は多数の神経線維の束状の集まりであり，求心性神経線維束と遠心性神経線維束とがある.
神経路：上行路と下行路とがある.
(1) **上行路**：上行路の神経線維は求心性（上行性，知覚性，感覚性）神経で，受容器からの興奮を中枢（脳，脊髄）に伝導する線維である.
(2) **下行路**：下行路の神経線維は遠心性（下行性，運動性）神経で，中枢（脳，脊髄）からの興奮を末梢の効果器に伝導する線維である.

H 末梢神経

末梢神経の分類

末梢神経：形態的分類と機能的分類とがある.
(1) **形態的な分類**：脳から出る神経で，12対ある（脳神経）．脊髄から出る神経で，31対ある（脊髄神経）.
(2) **機能的な分類**：機能的には体性神経と自律神経とに分類される.
　末梢神経は次の機能をもつ神経線維を含む.

体性感覚性線維（体性求心性線維）：皮膚，骨格筋，関節の感覚（知覚）に関与する．触覚，温度覚，痛覚，自己受容器などからの感覚．
体性運動性線維（体性遠心性線維）：一般の骨格筋に分布し，筋を動かす．
内臓感覚性線維（内臓求心性線維）：内臓の感覚（知覚）に関与する．
内臓運動性線維（内臓遠心性線維）：内臓や血管に分布し，その活動を調節する．平滑筋の収縮や腺の分泌に関与する．交感神経線維と副交感神経線維に分類される．

自律神経系

自律神経系は生体の恒常性（ホメオスタシス）に関与する．
基本的な機能：循環，呼吸，消化，代謝，分泌，体温維持，排泄，生殖機能など内臓の活動を調節する．
(1) **中枢（視床下部）**：内臓機能，体温，内分泌機能などに関与．
(2) **内臓運動性線維（交感神経と副交感神経）**：自律神経支配の器官〔平滑筋，心筋，腺（涙腺，唾液腺，汗腺），肝臓，膵臓など〕に分布する神経．
(3) **内臓感覚性線維**

自律神経系の特徴と機能

自律神経系：自律神経は一般に一般内臓運動性神経を指し，交感神経系と副交感神経系とに分類する．また内臓感覚性神経も自律神経系に含める．
自律神経：自律神経は，節前神経細胞（節前ニューロン）と節後神経細胞（節後ニューロン）とからなる．
(1) **交感神経系**：節前ニューロンが胸髄と腰髄とにあり，ここから神経線維が出るので胸腰神経系とも呼ぶ．節前線維が短く，節後線維が長い．エネルギーの放出方向に作用する（呼吸，循環の促進）．
(2) **副交感神経系**：節前ニューロンが脳幹と仙髄にあり，神経線維がこの部位から出るので頭仙神経系とも呼ぶ．節前線維が長く，節後線維が短い．エネルギーの蓄積方向に作用する（消化，吸収の促進）．

自律神経の支配様式

自律神経の二重支配：自律神経支配にある大部分の効果器官は交感神経と副交感神経の支配にある．支配効果は反対，すなわち相反的であるので，拮抗性支配という（表11-1）．
各器官に対する支配様式：交感神経と副交感神経の線維は，安静状態であってもいつも自発的に活動し，一定の興奮状態を維持し（自発性活動＝トーヌス），支配器官に興奮を送っている（持続性神経支配）．器官の活動状態は，興奮レベルの変化で調節される．

表 11-1　自律神経系の各器官に対する作用

部位	交感神経	副交感神経
眼	瞳孔散大 毛様体筋弛緩	瞳孔縮小 毛様体筋収縮 涙腺分泌促進
唾液腺	粘稠性唾液分泌	漿液性唾液分泌
心臓	心拍数増加 収縮力増大	心拍数減少 収縮力減弱
気道	気管支平滑筋弛緩	気管支平滑筋収縮
消化管	運動抑制 分泌抑制	運動促進 分泌促進
膵臓	分泌抑制	分泌促進
膀胱	括約筋収縮 排尿筋弛緩	括約筋弛緩 排尿筋収縮

特殊な器官：特殊な支配を受ける器官．
(1) **唾液腺**：交感神経と副交感神経とも促進．
(2) **副交感神経だけの支配**：瞳孔括約筋，涙腺－涙分泌促進．
(3) **交感神経だけの支配**：瞳孔散大筋，副腎髄質－カテコルアミン分泌，腎臓－レニン，立毛筋，汗腺－汗分泌，大部分の血管．

自律神経系の化学伝達物質

コリン作動性線維：アセチルコリンを放出する神経線維をいう．交感神経節前線維，副交感神経節前線維，副交感神経節後線維．

アドレナリン作動性線維：ノルアドレナリン（ノルエピネフリン）を放出する線維をいう（伝達物質はアドレナリンでなくノルアドレナリンである．慣用上アドレナリン作動性という）．ほとんどの交感神経節後線維．

I　中枢神経

中枢神経系の分類

脳：終脳，間脳，小脳，脳幹に分かれる．
大脳：嗅脳，大脳半球，間脳，中脳とからなる．
小脳：原小脳，古小脳，新小脳とからなる．
間脳：視床〔脳〕（上部，背側部，腹側部）と視床下部とからなる．

脳幹：中脳，橋，延髄からなる（間脳を含める場合もある）．
中脳：中脳蓋，中脳被蓋，大脳脚からなる．
橋：橋底部（橋腹側部）と橋背部からなる．
延髄
脊髄：5部分に分かれる．
頸髄，胸髄，腰髄，仙髄，尾髄．

中枢神経系の機能

(1) 運動中枢，感覚中枢として作用する．
(2) 精神作用（記憶，意識，思考，判断，感情）に関与する．
(3) 本能的な行動を行う．
(4) 生命維持に関与する．
(5) 脳幹で反射作用を行う．
(6) 脊髄で反射作用を行う．

脊髄の神経線維

ベル・マジャンディの法則：脊髄では，感覚（知覚・求心性）神経は後根を通り脊髄に入り，運動（遠心性）神経は前根を通り脊髄を出る．これをベル・マジャンディの法則という．

脊髄の上行路・下行路：脊髄の白質を走る伝導路には，上行性と下行性の伝導路がある．
(1) 上行路：脊髄視床路，後索路，脊髄小脳路など．
(2) 下行路：皮質脊髄路，視蓋脊髄路，前庭脊髄路，網様体脊髄路，赤核脊髄路など．

脊髄反射

脊髄反射：脊髄内に反射中枢のある反射をいう．反射で最も単純で基本的な反射である．

脊髄節（髄節性）反射：刺激を受けた脊髄分節と同じ側の高さでの反応（屈曲反射，伸張反射），反対側の高さと上下の分節にも反応（交叉性伸展反射）が出る．

長脊髄（髄節間）反射：刺激を受けた分節から離れた分節にも反応が現れる（四肢間反射，引っかき反射）．

体性反射

屈曲反射：皮膚に障害刺激を与えると，刺激から逃げようと屈筋が収縮し，関節を屈曲させる運動を起こす．
(1) 腹壁反射：腹壁の皮膚をこすると腹壁の筋が収縮する．
(2) 挙睾筋反射：大腿内側の皮膚をこすると精巣が挙上する．
(3) 足底反射：足底の外側の皮膚をこすると足指（趾）が足底側に屈曲する．

伸張反射：感覚神経のある骨格筋を伸ばすと，筋が収縮し張力が発生する．伸展反射の受容器は筋内の筋紡錘である．反射の受容器と効果器とが同じ場所（器官）にある反射を固有反射という．

腱反射：腱をたたくとその筋が急速に一過性に収縮する．
  ① 膝蓋腱反射：大腿四頭筋の一時的な伸張で反射的に収縮．
  ② アキレス腱反射：下腿三頭筋の一時的な伸長で反射的に収縮．

交叉（交差）性伸展反射：筋が反射で収縮するとき，その拮抗筋の収縮は反射的に抑制される．このように反射運動が滑らかに行える拮抗筋への抑制性支配を相反〔性〕神経支配という．左右の四肢で，屈曲反射を起こす刺激が強いか持続性であると，刺激側の屈筋群が屈曲，反対側の伸筋群が収縮して伸ばす反射運動，すなわち刺激から遠ざける運動が起こる．これが交叉性伸展反射である．

自律神経反射

反射中枢：脊髄に自律性の反射中枢がある．
  ① 瞳孔散大反射中枢：第7頸椎〜第3胸椎
  ② 勃起反射・射精反射・分娩反射中枢：腰髄・仙髄
  ③ 排尿反射・排便反射中枢：腰髄・仙髄

　　膀胱や直腸の内圧が上昇すると，排便や排尿中枢が刺激され，副交感神経が興奮する．結果腸管壁の収縮，内肛門括約筋の弛緩，排便，また膀胱壁の収縮，内膀胱括約筋の弛緩，排尿が起こる．通常は大脳から抑制が働いている．

交感神経性の中枢：発汗，血管運動，立毛，瞳孔散大，心臓促進，呼吸運動．
副交感神経性の中枢：肛門脊髄，膀胱脊髄，勃起，射精，出産の諸中枢．

J 脳

脳幹

脳幹：一般に中脳，橋，延髄を指すが，間脳を含めることもある（図11-5）．中脳，橋，延髄は，機能的に連続する部位がある．そこでは，多数の神経線維が網状を形成し，その線維間に多数の神経細胞が散在して脳幹網様体を形成する．脳幹は生命の維持に重要な機能をもつ．

延髄

延髄：自律機能の中枢をなす，唾液分泌中枢（橋に続く），呼吸中枢，循環中枢，嚥下中枢，嘔吐中枢などがある．
呼吸中枢：基本的な呼吸運動は，延髄にある吸息中枢と呼息中枢の作用によって調整さ

図11-5 脳幹

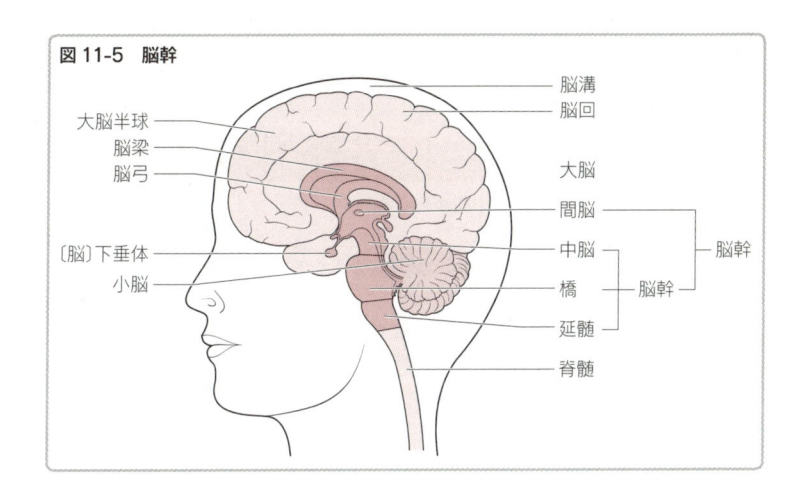

- 大脳半球
- 脳梁
- 脳弓
- 〔脳〕下垂体
- 小脳
- 脳溝
- 脳回
- 大脳
- 間脳 ─ 脳幹
- 中脳 ─ 脳幹
- 橋 ─ 脳幹
- 延髄
- 脊髄

れる.呼吸中枢は自発的な呼吸の維持に関与する.呼吸中枢から律動的に興奮が肋間筋,横隔膜に伝達され呼吸運動を行っている.呼息中枢よりも吸息中枢が自動性の作用が強い.

循環中枢:延髄網様体にある循環中枢(心臓血管中枢)は,血圧の調節に関与する.
 (1) **心臓中枢**:心臓の働きを調節する中枢.心臓抑制中枢は副交感神経,心臓促進中枢は交感神経を介して作用する.
 (2) **血管運動中枢**:血圧の上昇と下降に関与する.
  ① 血管収縮中枢:全身の血管を収縮させる作用がある.
  ② 血管拡張中枢:局所の血管を拡張させる作用がある.

消化に関する反射:
 (1) **嚥下反射**:嚥下中枢は延髄にある.咽頭壁の興奮が嚥下中枢に伝達,咽頭筋群の反射的収縮の結果,食物が食道に送られる.同時に鼻腔,気道への流入を防ぐ.
 (2) **吸引反射**:乳児の唇が母親の乳首に触れると吸い込み運動が起こる.
 (3) **唾液分泌反射**:唾液分泌中枢は延髄にある.唾液の分泌反射を調節する.
 (4) **嘔吐反射**:嘔吐中枢は延髄にある.化学受容器により嘔吐を引き起こす.

橋

橋:自律機能中枢として,排尿中枢,排便中枢,呼吸調節中枢,唾液分泌中枢(延髄に続く)などがある.

排尿反射:大脳皮質からの尿意は橋の排尿中枢が排尿を調節し,仙髄の排尿中枢に伝達,排尿する.

呼吸調節反射：自発的な呼吸運動の維持・調節に関与する．
唾液分泌調節反射：唾液の分泌を調節する．副交感神経の亢進で漿液性唾液の分泌を促進する．

小　脳

小脳：小脳は原小脳，古小脳，新小脳からなる．
小脳の構造：皮質と髄質とからなる．
 (1) **皮質**：分子層，プルキンエ細胞層，顆粒層からなる．
 (2) **髄質**：髄質には小脳核がある．
　 小脳核には歯状核，栓状核，球状核，室頂核がある．
小脳の機能：筋の緊張，平衡機能，姿勢，随意運動などを調整する．
 (1) **原小脳**：機能は平衡機能の調節．前庭神経のために発達した部位で，平衡覚（平衡機能の調節）に関与する．原小脳の情報はプルキンエ細胞から室頂核へ出力される．
 (2) **古小脳**：機能は身体の姿勢反射の調節．筋の固有感覚が脊髄から小脳に入り，筋の緊張を調節するので姿勢反射に関与する．古小脳の情報はプルキンエ細胞から栓状核と球状核へ出力される．
 (3) **新小脳**：機能は骨格筋の微妙な随意運動の調節．大脳と脊髄との間に介在する錐体外路系の中枢（筋の運動と平衡覚）として働く．また，大脳皮質と連絡し，錐体路からの随意運動を微妙に調節する．新小脳の情報はプルキンエ細胞から歯状核へ出力される．
小脳による運動の調節：小脳には随意運動の協調，身体の平衡や姿勢保持，また，運動学習機能があるので，熟練した運動の記憶と学習などに関与する．練習した運動パターンは小脳に記憶されているので，大脳皮質のフィードバックを待たないで，小脳のプログラムで敏速，円滑に運動が起こる．
小脳性運動失調症：
 (1) **企図振戦**：随意運動を始めようとするときに震えが起こる．
 (2) **推尺障害**：随意運動時に距離の推測の誤りが起こる．
 (3) **酒客歩行**：直線上の歩行が困難となる．
 (4) **失調性歩行**：体幹の動きが大きく，下肢を大きく開いて歩行する．
 (5) **低緊張状態**：筋の緊張が減少する．

中　脳

　自律機能中枢として，対光反射中枢，輻輳反射などがある．
瞳孔反射：瞳孔散大筋は交感神経支配で散瞳，瞳孔括約筋は副交感神経支配で縮瞳する．
 (1) **対光反射（光反射）**：一方の目に光を当てると瞳孔が縮小する．他方の瞳孔も縮小

する．中枢は動眼神経核である．
(2) **近距離反射**：近くの物体を見ると瞳孔は縮小，水晶体の厚みが増大〔毛様体筋の収縮（副交感神経），弛緩（交感神経）〕，副鼻が起こる．
(3) **輻輳反射**：近くの物体を見ると，瞳孔が縮小すると同時に両眼の視軸がその物体で交叉するように外眼筋の作用で眼球が内方に回転する．

眼球の共役反射：左右の目がいつも同じ方向を向くように反射により調節されている．
眼に関する反射：眼瞼反射，角膜反射，涙液分泌反射．
姿勢反射：姿勢に対する機能反射中枢は，ほとんど脳幹にある．
(1) **緊張性（持続性）頸反射**：頭，頸，胴体などの変化で，無意識に安定した姿勢に立ち直ろうとする反射．
(2) **緊張性（持続性）迷路反射**：頭部の変化で，迷路（前庭）に興奮が起こる．この刺激による筋緊張の変化で体の平衡を保とうとする反射を姿勢反射という．
(3) **立ち直り反射**：身体の平衡に関する反射で，各動物の基本的な正常姿勢に戻す反射である．ヒトの基本姿勢は直立姿勢，ネコは地面に四つ足で立つ姿勢である．

中脳と除脳：
(1) **歩行**：中脳の上方で切断（中脳動物）しても，中脳を刺激すると，歩行運動が出現する．また反射的に立ち上がれる（立ち直り反射）．
(2) **除脳固縮**：中脳と橋の間を切断する（除脳動物）と抗重力筋（伸筋）の緊張の亢進が出現する．広範囲の伸張反射状態（四肢，脊柱，尾などの伸展）となる．これを除脳固縮という．

間脳

間脳：間脳は主に視床と視床下部とからなる．自律機能中枢として，体温調節中枢，概日リズム調節中枢，摂食中枢，満腹中枢，飲水中枢，性行動中枢などがある．
視床の機能：知覚神経と錐体外路系の中継点として関与する．
(1) **視床上部**：松果体，手綱などがある．松果体は内分泌器，バイオリズムに関係する．
(2) **視床（背側視床）**：狭義の視床で，視床の大部分を占める．腹側基底核は体性感覚の伝導路の中継点である．また，視覚は外側膝状体で，聴覚は内側膝状体で中継される．
(3) **視床下核**：錐体外路系（骨格筋群の相互間の運動を調節し，複雑な運動を円滑に反射的，不随意的に支配する経路）の中継点である．
視床下部の機能：本能行動，情動行動，自律神経機能，内分泌機能などの生命維持を総合的に調節する高次の中枢がある．自律神経系と下垂体ホルモン放出とを調節し，内臓の機能や感情の喜怒哀楽を調整する．大脳核の扁桃体（核）と視床下部は内臓機能と摂食にとって重要な働きをする．

視床下部の中枢:
(1) **体温調節中枢:** 深部体温(核心温度)の受容器は,視床下部前部から視索前野に感受性の冷ニューロン(少ない)と温ニューロン(多い)とがある.視床下部に限局されないが,優位にある.視束前野が冷感温度を感受し産熱反応を起こす.前視床下部が温感温度を感受し放熱反応を起こす.
(2) **満腹中枢:** 腹内側核である.満腹物質はブドウ糖(血糖)である.
(3) **摂食中枢:** 満腹中枢の外側にある外側野である.空腹物質は血中の遊離脂肪酸とインスリンである.
(4) **飲水中枢:** 視索上核とその周囲にある浸透圧受容ニューロンが血漿浸透圧上昇を感受し,水分摂取を促進する.

終 脳

終脳は,嗅脳と大脳半球からなる.
大脳半球: 大脳半球は,外套,大脳核,側脳室で構成されている.外套は表層にある灰白質の大脳皮質と内部にある大脳白質(髄質)とからなる.髄質内には大脳核と側脳室がある.大脳半球の表層を外套,深部を髄質という.外套の表面は灰白質で皮質という.外套の深層は白質で髄質と呼ぶ.髄質内には大脳核と脳室とがある.
大脳皮質: 大脳皮質は新皮質,旧皮質,古皮質に分かれる.
(1) **新皮質:** 運動中枢,感覚中枢,高度精神活動を行う.
(2) **旧皮質:** 記憶に関与する.
(3) **古皮質:** 嗅覚に関与する.旧皮質と古皮質は本能的行動と生命維持などに関与する.大脳皮質は等皮質,不等皮質にも分けられる.
(1) **等皮質:** 新皮質で,細胞層は6層構造を示す.
(2) **不等皮質:** 旧皮質と古皮質で,6層構造を示さない.不等皮質には嗅脳系と大脳辺縁系(海馬,歯状回,小帯回)とがある.
大脳半球: 左右の大脳半球の皮質は,脳梁(左右を結ぶ神経線維は2億本以上,女性に多いといわれている)により連絡している.大脳半球は,脳回と脳溝により,前頭葉,頭頂葉,側頭葉,後頭葉,島に分けられる.主な脳溝と脳回は,中心溝,頭頂後頭溝,外側溝,鳥距溝,中心前回,中心後回,帯状回,海馬傍回などがある.

新皮質の表面には多数の脳溝があり,溝と溝との間の高まりを脳回という.皮質の総面積は約 $1/4 \ m^2$,厚さ約 $2 \sim 5 \ mm$ ほど,約100億以上の神経細胞がある.新皮質は6層の神経細胞層を形成する.

左・右大脳半球の特性:
(1) **視覚機能の左右差:** 頭側の網膜の像は同側の大脳半球に,鼻側の網膜の像は交叉をして反対側の大脳半球に投射される.視神経は部分(不完全)交叉であるが,視野は完全交叉である.右側にある物体は左半球の視覚領,左側にある物体は右

半球の視覚領に入る．
(2) **大脳機能の左右差**：左大脳半球には言語中枢がある．

大脳皮質の機能局在：

大脳皮質は，特定の機能に応じた一定の固定した部位が分業して機能している．これを機能局在という．大脳皮質の各部を52の領域に分けて番号を付けたのがブロードマンの脳地図である．

(1) **運動野**：

中心前回（前頭葉の一次運動野）：体節由来の筋に一般体性運動，鰓弓由来の筋に特殊臓性運動を支配する運動中枢がある．

(2) **感覚野**：

① 中心後回（頭頂葉の体性感覚野）：一般体性感覚の中枢がある．
② 鳥距溝周辺にある後頭葉の有線領：視覚の中枢がある．
③ 横側頭回（側頭葉のヘッセル回）：聴覚の中枢がある．
④ 大脳皮質中心前・後回，前頭葉，側頭葉と小脳など：平衡覚の中枢がある．
⑤ 大脳半球の頭頂弁蓋：味覚の中枢がある．

(3) **連合野**：

運動野や感覚野に属さない広い領域で，高次の精神活動を行う中枢である．高次の精神活動の総合中枢では，認知，判断，記憶，言語，運動などを統合，積分する領域で，前頭連合野（前頭前野），頭頂連合野，側頭連合野などがある．
① 前頭連合野（前頭前野）：理論的思考，意志決定などを司る．
② 頭頂連合野：空間的位置関係，立体的な認知などを司る．
③ 側頭連合野：聴覚に関する言語中枢は，感覚性言語中枢で言語の理解を司る．

(4) **言語中枢**：言語は思考など，高等な精神活動の前提条件であり，また情報や意志の交流の基礎となる．言語中枢は，左半球の連合野にあり，運動性言語中枢（ブローカの中枢）と感覚性言語中枢（ウェルニッケの中枢）とがある．
① 運動性言語中枢：言葉を話すことができる．
② 感覚性言語中枢：言葉を理解できる．

(5) **嗅脳（嗅覚野）**：嗅覚の中枢がある．

嗅脳は，嗅球，梨状葉，扁桃体，前有孔質，嗅内野などを含む．

大脳辺縁系

大脳辺縁系：古皮質，旧皮質などの原始的な脳の部位で，基本的な生命活動に関与する部位である．大脳辺縁系は生命維持（食欲），種族保存（性欲），本能的行動（集団欲），情動行動（喜怒哀楽），原始的感覚（嗅覚，痛覚，触覚，内臓感覚）など生命の維持に関与する部位である．

快，不快の脳領域：
　報酬系（快中枢）：帯状回，海馬，中隔野，視床下部などのドパミン作動神経の領域．
　懲罰系（不快中枢）：扁桃体，海馬などのコリン作動神経の領域．

大脳基底核

大脳半球の髄質内にある神経細胞の集団．線状体，扁桃体（核），前障がある．
線状体： 新線条体と古線条体とに分かれる．
① 新線条体：終脳から発生する尾状核と被殻とがある．
② 古線条体：間脳から発生する淡蒼球がある．
　線条体の機能： 随意運動の姿勢，運動の調節などを行うので，錐体外路系の中枢といえる．小脳とともに随意運動（錐体路系）が円滑に進行するように調節と制御を行う．間脳にある視床下核，中脳の黒質，赤核などと線維連絡があり，これらは大脳基底核の機能に関与するので大脳基底核に含めることもある．
線条体の作用：
　(1) 新線条体（尾状核，被殻）：筋の緊張を促進させる作用．
　(2) 古線条体（淡蒼球）：筋の緊張を低下させる作用．
大脳基底核の障害： 大脳基底核，黒質，視床下核の障害で，筋の緊張異常，運動緩慢，不随意運動などが起こる．
(1) **筋の緊張亢進**
　　パーキンソン病： 筋の固縮，振戦，仮面様顔貌．線条体に投射する黒質のドパミンニューロンが変性するために生じる．
(2) **筋緊張低下：**
　① **ハンチントン舞踏病：** 新線条体の病変．筋緊張の低下による四肢，顔面の不随意運動．
　② **バリズム：** 視床下核の病変によることが多い．筋の緊張低下による．舞踏病よりも大きく動く．
　③ **アテトーシス（アテトーゼ）：** 脳性麻痺にみられる．手足を絶えず動かす虫の運動に似た不随意運動が繰り返される．
　④ **ジストニー：** 四肢，体幹をねじった状態を一定時間保つ．

K 高次中枢

脳波

脳波（脳電図）： 大脳皮質から絶えず自発的に電位変動が生じている．この電気活動を頭皮上から記録したのが脳電図（脳波，EEG）である．人の脳は周波数によってα波，

β波，θ波，δ波の4種類に分類する．正常脳波は次のようになる．
(1) **α波**：閉眼安静時に出現．成人の基礎律動（代表的成分）．
(2) **β波**：通常の開眼状態で出現．脳の活動中や感覚刺激を受けたときを示す．
(3) **θ波**：睡眠時に出現．小児の基礎律動．大人では脳の活動低下を示す．
(4) **δ波**：深い睡眠や深い麻酔時に出現．新生児，乳児の基礎律動．
(5) **α波阻止**：精神の活動・興奮，感覚刺激によりα波が消失することをα波阻止という．

異常脳波：正常ではみられない脳波，状況に合わない脳波をいう．異常波には棘波，鋭波，徐波，棘徐波などがある．

覚醒・睡眠

覚醒と睡眠（脳波）：意識のレベルにより，覚醒期と睡眠期とに分かれる．
意識レベルの分類：意識清明（覚醒），傾眠，昏蒙（昏迷），深昏迷，死．
　覚醒期は意識のレベルが高く，睡眠期は意識のレベルが低い．睡眠周期は，約75％のヒトで24時間±4時間の周期で起こる〔概日リズム（サーカディアンリズム）〕．睡眠時間は約8時間．新生児には周期性がなく，2～3時間の周期である．
覚醒：上行性網様体賦活系により大脳皮質の覚醒を促す．感覚情報は内側毛帯から脳幹の網様体に入った後，髄板内核（視床の非特殊核）を経て，マイネルト基底核を通って大脳皮質に投射し，皮質が覚醒する．
睡眠：睡眠にもリズムがある．レム睡眠は深いが，脳の活動状態の上昇，脳波は覚醒時に近い（低振幅速波）ので，逆説睡眠ともいう．急速な眼球運動の出現，筋緊張の低下がある．自律神経系の乱れで，心拍数，呼吸数に増減がある．ヒトでは浅い眠りで，夢をみている（74～95％）．身体の休息に関与した睡眠．

　ノンレム睡眠は普通の正常睡眠．脳波は徐波を示すので徐波睡眠（同期型睡眠，紡錘型睡眠）ともいう．大脳の活動レベルは低く，心拍数，呼吸数，血圧などは安定している．脳の眠りに関与した睡眠．
睡眠のリズム：寝入りはノンレム睡眠であり，レム睡眠（成人は全睡眠時間の20～25％）とノンレム睡眠（新生児は全睡眠時間の50％）とを交互に繰り返す．ノンレム睡眠とレム睡眠とが1サイクル（90分）で，1晩に4～6サイクルを繰り返す．

学習・記憶

学習：反復刺激による環境の変化に適応した変化が起こる過程が学習である．慣れは不必要な価値のない刺激を無視する．条件づけで条件反射を形成する．積極的な行動をオペラント行動といい，行動の結果に報酬を与えると反復行動が高くなる（オペラント学習）．
記憶：記憶には記銘（記憶する），保持（記憶している），想起（再生）（思い出す）が

ある．記憶の種類には反射的記憶と陳述的記憶とがある．
反射的記憶：繰り返すことで記憶する．自動的，反射的な記憶で，スポーツの反射的な手順，運動など．
陳述的記憶は意識状態に左右される．比較，推理など．
記憶保持時間：記憶の持続時間には感覚記憶，短期記憶，長期記憶がある．
 (1) **感覚記憶**：外界の情報は感覚野に入り，保持時間は1秒以内消失．
 (2) **短期記憶（一次記憶）**：興味ある情報は保持時間約数秒～1分で消失．
 (3) **中期記憶**：保持時間は約1時間～1か月．
 (4) **長期記憶**：保持時間は数時間～一生涯．海馬体，扁桃体が関与．
 (5) **二次記憶**：保持時間は数分～数年．
 (6) **三次記憶**：保持時間は半永久的で失脚しない．
忘却：順向抑制と逆向抑制とがある．順向抑制は古い記憶のために，新しい記憶が消去される．逆向抑制は新しい記憶のために，古い記憶が消去される．

条件反射

無条件（先天的）反射：生まれつきもっている反射が先天的反射である．刺激を受けると自律神経系を介して反射が起こる．
条件反射：先天的反射を起こす刺激と無関係な刺激が大脳皮質を通して反射と結びついたのが条件反射である．特徴は，①本来無関係である刺激を大脳皮質の機能を介して，生後構成された反射，②遺伝しない，③反射が出現するまでの潜伏時間が長い．

L 脳脊髄液

脳脊髄液：中枢神経系内の腔所（脳室，中心管）とクモ膜下腔とに存在する．
脳脊髄液の機能：
 (1) **中枢神経系の保護**
 (2) **脳脊髄の細胞外液の排出路**
 (3) **中枢神経系へ栄養を供給**
 (4) **中枢神経系の老廃物の排出**
 (5) **中枢神経系内のリンパ管の役目**
 (6) **呼吸制御の補助**
生成と吸収：正常状態では生成と吸収は同じ速度である．脳室内の脈絡叢の脳脊髄液の分泌よりも，クモ膜顆粒での吸収能力に余裕があるので，脳脊髄液の生成過剰でも吸収される．脳脊髄液の過剰は起こらない．
 (1) **生成**：脳室内（側脳室，第三脳室，第四脳室）脈絡叢の上衣細胞からの分泌と脳

神経細胞の外液とに由来.
(2) **吸収**：静脈洞のクモ膜顆粒から静脈洞に入る.
(3) **循環**：脈絡叢→側脳室→室間孔→第三脳室→中脳水道→第四脳室→第四脳室正中口・外側口→クモ膜下腔→クモ膜顆粒→静脈洞.

脳脊髄液の性状・量：
(1) **性状**：水様透明.
(2) **総量**：約 100 〜 150 mL（脳と脊髄に半分ずつ）.
(3) **分泌量**：約 400 〜 500 mL/日を分泌.
(4) **比重**：約 1.006（リンパに近似した組成）.
(5) **組成**：蛋白量 25 〜 50 mg/dL，グルコース 50 〜 75 mg/dL.
(6) **髄液圧（腰椎部）**：
　　　臥位で，70 〜 150 mmH$_2$O.
　　　坐位で，150 〜 200 mmH$_2$O.
　　　側臥位で，50 〜 200 mmH$_2$O.

演習問題 — 神経

1. 神経組織は（　　　）細胞（　　　）と支持細胞からなる．
2. 膜電位が0方向に向かうことを（　　　）という．
3. 興奮伝導の三原則は（　　　）伝導,（　　　）伝導,（　　　）伝導である．
4. 細胞の興奮が他の細胞に伝わることを興奮の（　　　）という．
5. シナプス伝達物質のうち,（　　　）は興奮性,（　　　）は抑制性の神経伝達物質である．
6. 有髄線維で髄鞘の途切れた部分を（　　　）という．
7. 髄鞘の周囲を取り巻くのは（　　　）細胞である．
8. 交感神経の節前ニューロンは（　　　）髄と（　　　）髄に存在する．
9. コリン作動性線維からは（　　　）が放出される．
10. 脊髄神経では，感覚線維は（　　　）根を通り，運動神経は（　　　）根を通る．これを（　　　）の法則という．
11. （　　　）,（　　　）,（　　　）を合わせて脳幹という．
12. 対光反射の中枢は（　　　）にある．
13. 脳幹の排尿中枢は（　　　）にある．
14. 体温調節の中枢は（　　　）に存在する．
15. 大脳皮質のうち，古皮質など原始的で本能行動などに関与する部分を（　　　）系という．
16. （　　　）は熟練した運動の記憶に関与する．
17. 一次運動野は前頭葉の（　　　）に存在する．
18. 体性感覚野は頭頂葉の（　　　）に存在する．
19. 閉眼安静時に出現する脳波は（　　　）波である．
20. 脳脊髄液は（　　　）で生成され，静脈洞の（　　　）で吸収される．

CHAPTER 12
筋肉の機能

筋は骨格筋，心筋，平滑筋の3種類に分けられる（図12-1）．骨格筋は身体の運動と姿勢の維持に，心筋は循環系のポンプ機能に，平滑筋は内臓中空臓器の運動に関係している．

A 骨格筋

骨格筋の種類

骨格筋は収縮の特徴や代謝の違いによって白筋と赤筋に大別される（表12-1）．

赤筋(遅筋)：鉄を含み，酸素を結合できるミオグロビン含量が多いので赤色をしている．好気的過程（TCA回路・電子伝達系）でATP（アデノシン三リン酸）を効率よく得ることができ，疲労しにくい特徴をもつ．

白筋(早筋)：ミオグロビンの含量が少ないため，白色をしている．解糖系で嫌気的にATPを獲得する．ATPの産生効率が悪いため貯蔵エネルギー基質のグリコーゲンの消費が著しく疲労しやすい．

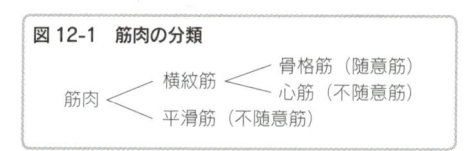

図12-1 筋肉の分類

```
          ┌ 横紋筋 ┬ 骨格筋（随意筋）
筋肉 ─────┤        └ 心筋（不随意筋）
          └ 平滑筋（不随意筋）
```

表12-1 赤筋と白筋の特徴

	赤筋	白筋
収縮速度	遅い	早い
筋線維	細い（姿勢の維持に）	太い（細かい巧みな運動が可能）
グリコーゲン含量	少ない	多い
ミオグロビン(酸素受容蛋白)含量	多い	少ない
ミトコンドリア含量（TCA回路・電子伝達系）	多い	少ない
ATPの獲得形式	好気的代謝（ミトコンドリア）	嫌気的代謝（細胞質）

図 12-2 骨格筋の構造

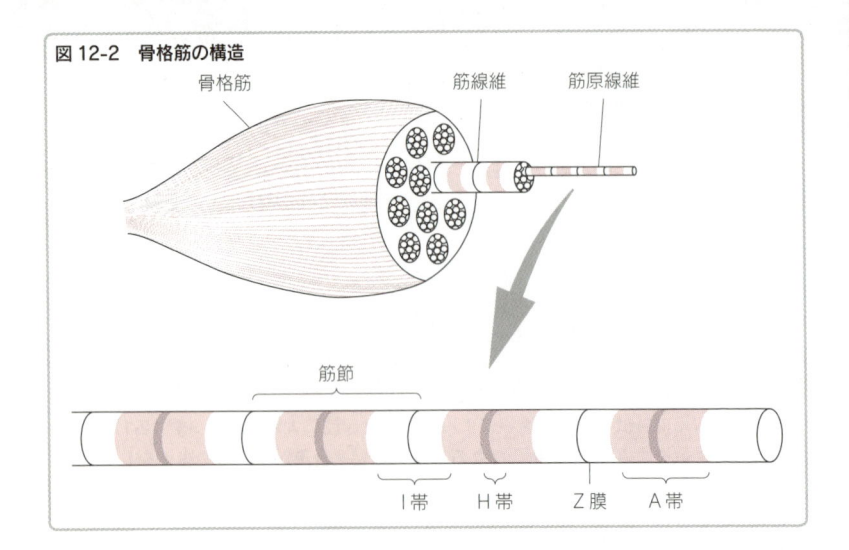

骨格筋　筋線維　筋原線維

筋節

I帯　H帯　Z膜　A帯

骨格筋の構造

骨格筋は筋線維束の集まりからなり，外側は筋膜で包まれている．筋線維束は数十本の筋線維で構成され，結合組織で覆われている．結合組織中を血管，神経が走行している（図12-2）．

筋線維：筋細胞をいう．細胞内に筋小胞体，横行小管を含む．筋線維は多数の筋芽細胞の融合によって形成されるので多核で細長い管状をしている．光学顕微鏡下では明暗の配列が規則的な横紋構造がみられる．

筋原線維：収縮蛋白からなり円柱の形をした筋節が長軸方向に連なったものをいう．

横行小管系（T管）：筋細胞膜表面からZ膜に沿って細胞内へ陥入する管状の構造をいう．両側を筋小胞体（終末槽）に挟まれ三連構造を構成する．筋細胞膜の興奮（活動電位）を筋小胞体に伝導する役割をもつ．

筋小胞体：高濃度のCa^{2+}を含み，扁平で袋状の細胞内小器官をいう．カルシウムチャネルとカルシウムポンプを膜に内蔵する．筋収縮時にはカルシウムチャネルを開放してCa^{2+}の細胞質への放出（受動輸送）をもたらす．筋弛緩時にはカルシウムポンプ（能動輸送）により，細胞質Ca^{2+}の再取り込みを行う．

筋節の構造

筋線維は光学顕微鏡で観察される明暗によりA帯，I帯に大別される．A帯の中央

にH帯，I帯の中央にZ膜がある．Z膜からZ膜までを筋節という．筋節には電子顕微鏡で太いミオシンフィラメントと細いアクチンフィラメントがみられる．

A帯：ミオシンフィラメントを含む部分をいう．アクチンフィラメントと重なる部分と重ならない部分をもつ．全体として光の透過が悪く暗帯と呼ばれる．

H帯：A帯の中央にあり，アクチンフィラメントとの重なりがなく，相対的に明るくみえる部分をいう．

I帯：アクチンフィラメントのみからなる．中央にアクチンフィラメントを結合しているZ膜をもつ．光の透過がよく明帯と呼ばれる．

アクチンフィラメント：筋蛋白質アクチンを主成分とする細いフィラメントのことをいう．多数の球状アクチン分子が二重らせん形につながっている．細長いトロポミオシンはアクチンフィラメントの2本鎖の間に組み込まれている．トロポミオシンはCa受容蛋白のトロポニンを一定間隔に配置している．

ミオシンフィラメント：筋蛋白質ミオシンを主成分とする太いフィラメントのことをいう．多数の小頭をもちアクチンフィラメントと連結橋（クロスブリッジ）を形成することができる．

B 骨格筋の収縮

筋収縮の仕組み

筋収縮は収縮蛋白質自身の短縮ではなく筋節の短縮により生じる．

筋収縮・筋節の短縮：アクチンフィラメントのミオシンフィラメント上の滑走による．A帯の長さは不変で，H帯，I帯の長さが短くなる（図12-3）．

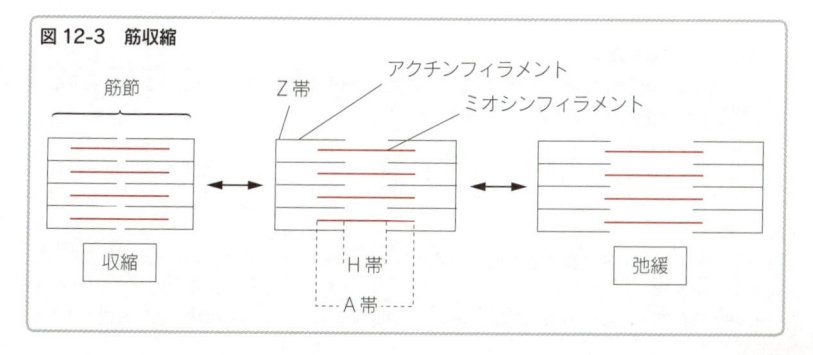

図12-3 筋収縮

筋細胞膜の興奮

筋細胞膜の興奮が筋収縮の出発点となる.

筋細胞膜の興奮の仕組み：脊髄前角にあるα運動神経の興奮は神経筋接合部を介し, 筋細胞膜に活動電位を生じる（**表12-2**）.

興奮収縮連関：筋細胞膜の興奮が骨格筋の収縮を引き起こすまでをいう（**表12-3**）.

骨格筋の収縮の仕方

骨格筋の収縮は, 加重の有無で単収縮と強縮に, また, 筋長の短縮の有無により等尺性収縮と等張性収縮に区別される.

単収縮：1回の活動電位によって生じる収縮をいう. 収縮の速度と持続時間は速筋が早く短く, 遅筋が遅く長い.

収縮の加重：反復刺激に伴う単収縮の重なりと収縮張力の上乗せをいう. 興奮に伴い細胞内に遊離 Ca^{2+} が蓄積することによる.

強縮：収縮の加重より生じる. 低頻度刺激による不完全強縮と高頻度刺激により単収縮が完全に融合する完全強縮がある. 単収縮の4倍の張力が発生する.

表12-2 筋細胞膜の興奮

(1) α運動神経の興奮→神経筋接合部へのアセチルコリン放出
↓
(2) アセチルコリンと受容体の結合→受容体の陽イオンチャネル開放→終板部電位の発生（脱分極）
↓
(3) 局所電流発生による筋細胞膜の脱分極→活動電位（電位依存性ナトリウムチャネルの開放）の発生
↓
(4) アセチルコリンエステラーゼによるアセチルコリン分解→終板部電位の再分極

表12-3 興奮収縮連関

(1) 筋細胞膜の活動電位発生→横行小管系の興奮→筋小胞体の興奮とカルシウムチャネルの開放→細胞質内への Ca^{2+} の放出
↓
(2) Ca^{2+} とトロポニンCへの結合→ミオシン頭部とアクチン分子の相互作用（結合）抑制の解除
↓
(3) ミオシン頭部の連結橋の運動（ATPをエネルギー源）→アクチンフィラメントの滑り込み→収縮
- 筋弛緩は筋小胞体へのポンプによる Ca^{2+} の取り込みと架け橋の解離により起きる

等尺性収縮：筋長が変化しない収縮をいう．抗重力筋（姿勢保持）に発達している．張力は発生するが，仕事はなされない．

等張力性収縮：負荷に釣り合う力で長さを短縮する収縮をいう．骨格の運動をもたらし，仕事を行う．

筋の疲労：高頻度反復刺激による収縮力の漸減をいう．収縮に必要なエネルギー源であるATP枯渇と，疲労物質である乳酸の蓄積（局所のpH低下）による．疲労の回復にはATP補充と血流による乳酸の除去とが必要となる．

筋の長さと張力の関係

筋が発生する張力には静止張力と活動張力がある．

静止張力：蛋白質がもつ弾性による受動的張力をいう．筋の引っ張りによって発生する．張力は静止長以上で筋の長さに比例する．

静止長：活動張力が最大に達する筋長をいう．

活動張力：ミオシンの連結橋の運動によって発生する能動的張力をいう．

静止長よりも長い場合は稼動できる連結橋の数が少なくなるため活動張力は減少し，静止長よりも短い場合は滑走するアクチンフィラメント同士が衝突するため活動張力が減少する．

筋収縮のエネルギー

筋は収縮のエネルギー源としてATPを使用する．ATPは収縮時に連結橋の運動に用いられる（弛緩時には①細胞内Ca^{2+}の筋小胞体への再取り込み（能動輸送）と②連結橋のアクチンフィラメントとの解離に使われる）．

筋収縮のエネルギー源：ATPの産生と補充はローマン（Lohmann）反応，解糖過程（激しい運動時や嫌気的過程），TCA回路，電子伝達系（持続的運動時や好気的過程）によって行われる（**表12-4**）．

筋収縮による熱の発生

熱の発生は体温維持に重要である．使用された化学的エネルギーの60〜80％は熱に転化する．運動による熱産生は初期熱と回復熱からなる．

表12-4 エネルギー産生の様式

ローマン反応	クレアチンリン酸＋ADP（アデノシン2リン酸）→ ATP＋クレアチン
解糖系	1グルコース→2ピルビン酸（→2乳酸）＋2ATP（細胞質）
TCA回路‐電子伝達系	2ピルビン酸→2アセチルCoA → TCA回路→電子伝達系 → 36ATP（ミトコンドリア）

初期熱：筋の収縮過程で発生する熱をいう．活動化熱（トロポニンCとCa^{2+}の結合の熱），短縮熱，弛緩熱がある．

回復熱：運動終了後に発生する熱をいう．ATP－クレアチンリン酸の補充のための代謝による．

筋電図

筋の電気的活動の細胞外記録である．筋の活動亢進とスパイク（活動電位）の頻度，振幅の増大は比例する．

★疾患と筋電図　筋原性疾患：低振幅・短時スパイク
　　　　　　　神経原性疾患：高振幅・長時スパイク

C 平滑筋

平滑筋は胃，腸，血管などの内臓中空臓器の壁を構成し，その運動に関係している．平滑筋は不随意筋であり，収縮は自律神経により調節されている．

筋線維の特徴と収縮の特徴

平滑筋筋線維の特徴：平滑筋は骨格筋に比して未分化な構造をもち，収縮の仕組みも若干異なる．
(1) 紡錘形で単核である．
(2) 横紋がない（アクチン・ミオシンフィラメント含量が少なく，走行が不規則であるため）．
(3) ATP含量が少ない．
(4) Ca^{2+}受容蛋白質はカルモジュリン（トロポニンが存在しない）．
(5) 筋小胞体の発達が悪い．

収縮の機序：Ca^{2+}カルモジュリン複合体によるミオシン軽鎖のリン酸化が収縮機転となる（表12-5）．

表12-5 平滑筋の収縮の仕組み

(1) 平滑筋細胞膜の興奮，ホルモン刺激→細胞外からのCa^{2+}流入と筋小胞体からのCa^{2+}遊離

(2) Ca^{2+}カルモジュリン複合体の形成→複合体によるミオシン軽鎖リン酸化酵素の活性化

(3) ミオシン軽鎖のリン酸化とATP分解酵素の活性化→アクチンフィラメントとの相互作用による収縮

収縮の特徴：ゆっくりした持続的な強縮．収縮張力は弱く，疲労しにくい．

平滑筋の種類と特徴

平滑筋には多ユニット性平滑筋と単ユニット性平滑筋の2種類がある．

単ユニット平滑筋の特徴：腸管，子宮，血管などの中空臓器の壁を構成している．
(1) 細胞間はギャップ結合で結ばれている．興奮伝播に関し，1ユニット（機能的合胞体）を形成している．
(2) ペースメーカー細胞があり，自動能をもつ．
(3) 自律神経の二重支配により収縮の調節を受けている．

多ユニット平滑筋の特徴：瞳孔散大筋，瞳孔括約筋，立毛筋に存在する．
(1) 細胞間にギャップ結合がない．
(2) 自動能がない．
(3) 交感あるいは副交感神経のいずれか一方の支配により収縮する．

D 心 筋

心筋は伝導系の特殊心筋と，ポンプ機能をもつ固有心筋からなる．

機能的構造

心筋は単元性平滑筋と骨格筋の中間の性質をもっている．
微細構造：アクチン・ミオシンフィラメントが横紋構造を形成している．トロポニン，トロポミオシンも含む．
機能的構造：単核で枝分かれした構造をもつ．細胞間にギャップ結合があり，機能的合胞体を形成している．

電気的性質

心臓は自動能をもち，興奮は伝導系を心房から心室へと活動電位で伝えられる．心房筋や心室筋の活動電位は一過性のオーバーシュートに引き続き，0 mV近傍の脱分極が長く続くプラトー相をもつ．
自動能：自発的な興奮現象をいう．歩調取り活動によって形成される．歩調取り活動の脱分極は初めにK^+流出の減少，ついでCa^{2+}流入によって生じる．歩調取り細胞（洞結節）は伝導系のなかで最も早いリズムをもっている．
伝導性：伝導系のなかで房室結節は伝導速度が遅く，心房と心室の間で収縮の遅れ（時間的ずれ）をつくっている．
プラトー相と長い不応期（200～300 ms）：活動電位におけるプラトー相はCa^{2+}流入

と K⁺ 流出のバランスによって形成される.

収縮の様式

心筋は骨格筋,平滑筋と異なり,一定のリズムをもって単収縮を繰り返す.

単収縮:長い不応期をもつ活動電位と収縮時間とがほぼ一致するため,強縮が起こらない.筋小胞体由来の Ca^{2+} とプラトー相において流入した細胞外 Ca^{2+} が収縮を引き起こす.

自律神経の二重・拮抗支配:交感神経は心臓全体に分布して心拍数,収縮力を高める.
副交感神経は伝導系(洞結節,房室結節)に分布して,心拍数を低下させる.

骨格筋,心筋,平滑筋のまとめ(表12-6)

表12-6 骨格筋,心筋,平滑筋の特徴

	骨格筋	心筋	平滑筋
横紋構造	あり	あり	なし
核	多核	単核	単核
ギャップ結合	なし	あり	単ユニット平滑筋にあり
神経支配	運動神経	自律神経	自律神経
自動能	なし	伝導系(洞結節)	単ユニット平滑筋にあり
静止膜電位	低い	低い	高い
閾値	低い	高い(心筋)- 低い(結節)	高い
活動電位	Na スパイク	Na スパイク Ca によるプラトー相あり (洞結節・房室結節:Ca スパイク)	Ca スパイク
不応期	短い	長い	短い
Ca 受容蛋白質	トロポニン	トロポニン	カルモジュリン
収縮形態	強縮	単収縮	強縮
収縮速度	速い	比較的早い	遅い
収縮の持続	短い	比較的短い	長い
Ca 受容蛋白	トロポニン	トロポニン	カルモジュリン
疲労	起こりやすい	起こりにくい	起こりにくい

演習問題 — 筋肉の機能

1. 骨格筋は随意筋で，心筋と平滑筋は（　　　　）筋である．
2. 骨格筋と（　　　　）筋には横紋がみられるが，（　　　　）筋には横紋がみられない．
3. 骨格筋のうち（　　　　）筋はミオグロビンとミトコンドリアに富む．
4. 光学顕微鏡で（　　　　）帯は他に比し暗くみえる．
5. 収縮のさいに短縮するのは（　　　　）帯と（　　　　）帯である．
6. 骨格筋では筋小胞体の Ca^{2+} は（　　　　）と結合し，ミオシンとアクチンのクロスブリッジの形成を可能にする．
7. 脊髄前角に細胞体が存在する（　　　　）神経は筋細胞を支配する．
8. 運動神経終末から放出される（　　　　）は筋細胞の終板に（　　　　）分極を引き起こす．
9. 終板電位は（　　　　）によるアセチルコリン分解で再分極される．
10. 筋細胞膜の興奮を筋小胞体に伝えるのは（　　　　）である．
11. ミオシンフィラメントの架け橋の運動にはエネルギー源として（　　　　）が必要である．
12. 骨格筋の弛緩には（　　　　）が必要である．
13. 等（　　　　）性収縮では筋の短縮がみられない
14. 1回の活動電位で発生する収縮を（　　　　）という．
15. 活動張力は（　　　　）より長くても，短くても低下する．
16. 筋の疲労は（　　　　）の枯渇により生じる．
17. 骨格筋では ATP が使い尽くされると，クレアチンリン酸と ADP から ATP が生成される．これを（　　　　）反応という．
18. 単ユニット平滑筋には（　　　　）能があり，交感神経・副交感神経の調節を受ける．
19. 平滑筋の Ca^{2+} 受容蛋白は（　　　　）である．
20. 心筋の収縮形態は（　　　　）収縮である．

CHAPTER 13

感覚の生理

A 感覚の特性

感覚器の構成と機能

　感覚は，特殊感覚と一般感覚に大別される．一般感覚は，さらに体性感覚と内臓感覚に分けられる．体性感覚は皮膚感覚と深部感覚からなる（表13-1）．

感覚器：生体内外の環境変化を捉えるための器官が感覚器である（表13-1）．

適刺激：感覚器は特定の刺激に反応する（眼であれば光刺激）．その刺激を感覚器の適刺激という．

弁別閾：刺激が大きくなると感覚の強さも大きくなる．刺激を大きくしたときに，異なる大きさだと区別できる最小の刺激差を弁別閾という．

ウェーバー（Weber）の法則：弁別閾を ΔS，元の刺激の強さを S とすると，$\Delta S/S$ は同一感覚で同じ値を示す．これをウェーバーの法則という．

刺激の質：感覚器は，同じ感覚の中で，刺激の強さだけではなく，刺激の質（視覚でいえば色など）を区別することができる．

感覚受容器，感覚神経，感覚中枢

感覚の生じ方：感覚受容器で受容された刺激は，求心性神経である感覚神経によって大脳皮質の感覚中枢（感覚野）に伝えられ，そこで感覚が生じる．

受容器電位と活動電位：感覚刺激は一般に脱分極に変換される．脱分極は感覚神経で活動電位に変えられ，減衰することなく遠方に伝えられる．大きな刺激は大きな脱分極，大きな脱分極は高頻度の活動電位を生じる．

感覚の投射：感覚は大脳皮質で生じるが，主観的には刺激を受けた受容器の部分に感覚を感じる．これを感覚の投射という．

感覚の順応

感覚の順応：持続的な刺激は次第に弱く感じるようになる．これを感覚の順応という．順応の起こりやすさは感覚の種類によって異なる．

順応が起こりやすい感覚：触覚，嗅覚，味覚．

順応が起こりにくい感覚：痛覚．

表13-1 感覚の種類

感覚の種類		感覚器官
特殊感覚	視覚	目
	聴覚	耳（コルチ器官）
	前庭覚	耳（前庭器官）
	味覚	舌
	嗅覚	鼻
体性感覚	皮膚感覚 触・圧覚	皮膚
	皮膚感覚 温・冷覚	皮膚
	皮膚感覚 痛覚	皮膚
	深部感覚 位置感覚	筋，腱
	深部感覚 重量感覚	関節，骨，膜など
内臓感覚	臓器感覚	内臓
	内臓痛覚	内臓

感覚の種類

感覚の種類は表13-1のように大別することができる．

B 視覚

視覚器の構成と機能

視覚器の構成：眼球とその付属器（眼瞼，涙器，外眼筋）によって構成される．眼球は光刺激に対する受容器の役割をもつ．

視覚の生じ方：光（刺激）は角膜→瞳孔→水晶体→硝子体の順に通過し，網膜に至る．網膜には視細胞があり，光の刺激に反応する．その情報が大脳皮質の後頭葉にある視覚野に伝えられ，視覚が生じる．

瞳孔：虹彩の中心にあいた孔．入る光の量が適切になるよう調節する（明るさの調節）．

水晶体：入ってきた光を屈折させるレンズの役割をもち，像が網膜上に焦点を結ぶように調節する．

眼瞼：異物の進入から眼球を保護する役割をもつ．眼瞼を挙上するときは上眼瞼挙筋（動眼神経支配），閉じるときは眼輪筋（顔面神経支配）が働く．

涙器：涙液の分泌にかかわる．涙液は眼球の上外側にある涙腺から分泌され，内眼角（涙点）に開く涙小管に吸収される．そこから涙嚢・鼻涙管を経て下鼻道に注ぐ．涙液は角膜の乾燥を防いだり，角膜の表面を覆って平滑な面をつくる作用がある．

外眼筋：眼球運動を司る筋で，全部で6つあり，3つの脳神経に支配される（**表13-2**）．

表13-2 外眼筋の作用

筋名	上直筋	下直筋	内側直筋	外側直筋	上斜筋	下斜筋
眼球の運動方向	上(内)方	下(内)方	内方	外方	下外側方	上外側方
支配神経		動眼神経		外転神経	滑車神経	動眼神経

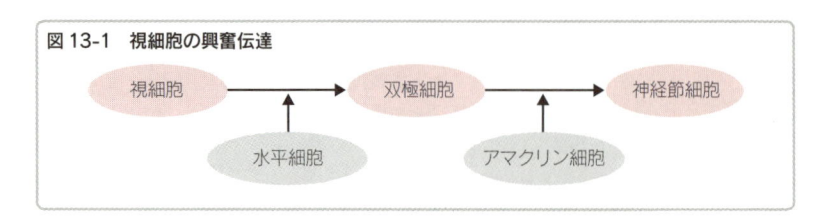

図13-1 視細胞の興奮伝達

視細胞 → 双極細胞 → 神経節細胞
水平細胞 ↑　アマクリン細胞 ↑

網膜の視細胞

視細胞の構成：網膜の視細胞は光の感覚受容器で，桿体細胞（桿状体）と錐体細胞（錐状体）の2種類がある．各々は光に反応する異なる視物質をもっている．

桿体細胞：薄暗いところで働く細胞．ロドプシンという色素が光刺激で分解されることで過分極を引き起こす．明暗と形の識別はできるが，色は識別できない．網膜周辺部に多い．

> ★夜盲症
> ロドプシンはレチナールとオプシン（蛋白）からできている．レチナールはビタミンAが化学変化を受けたものであり，ビタミンAが不足するとロドプシンが不足して夜盲症となる．

錐体細胞：明るいところで働く細胞．色と形を識別するが明暗の識別は弱い．黄斑の中心にある中心窩に多い．

双極細胞，水平細胞，アマクリン細胞，神経節細胞：視細胞の過分極情報は主として双極細胞を通して神経節細胞へと伝えられる．その際，水平細胞やアマクリン細胞により修飾を受ける（**図13-1**）．

光の屈折と調節

眼に入った光は水晶体で屈折して網膜に像を結ぶ．水晶体は厚みを変えることで網膜の中心窩に像の焦点が合うように調節する．水晶体の厚さは毛様体筋により調節される．

毛様体筋：毛様体小帯（チン小帯）を通して水晶体とつながっている．毛様体筋は交感神経の作用で弛緩し，副交感神経の作用で収縮する．

近くを見る場合：毛様体筋収縮→毛様体小帯弛緩→水晶体の厚みが増す．

遠くを見る場合：毛様体筋弛緩→毛様体小帯緊張→水晶体の厚みが減る．
屈折異常：屈折の調節がうまくできないと，網膜に像を結ぶことができない．
　近視：遠方の物体が網膜よりも前に結像する．凹レンズで補正する．
　遠視：遠方の物体が網膜よりも後に結像する．凸レンズで補正する．
　乱視：水晶体の水平方向と垂直方向で屈折率が異なったり，角膜に歪みがあるために，網膜に正しく像を結ばない．

瞳孔反射

虹彩：目に入る光の量は瞳孔の大きさで決まる．瞳孔の大きさは虹彩により調節される．
　明るい場所：副交感神経活動亢進→瞳孔括約筋が収縮→瞳孔縮小．
　薄暗い場所：交感神経活動亢進→瞳孔散大筋が収縮→瞳孔散大．
対光反射：光が目に入ると反射性に縮瞳が起こる．これを対光反射といい，対光反射中枢は中脳にある．
輻輳反射：近くにある物を見つめると，両眼の視軸が近寄る（寄り目になる）と同時に縮瞳が起こる．これを輻輳反射という．

色の感覚

3種類の錐体細胞：色を識別する錐体細胞には3種類あり，それぞれ赤・緑・青に最大の感度をもつ．これらの組み合わせにより色覚が生じる．

> ★色覚異常
> 全色盲：色覚がまったくない（錐体細胞欠除）．
> 部分色盲：色覚が一部欠除している．赤緑色盲が多い．
> 色弱：色覚が正常より劣る．

順　応

暗順応：暗いところに行くと，最初は暗くてよく見えないが，次第に慣れて光に対する感受性がよくなる．これを暗順応といい，消費された視物質が補充されることによる．
明順応：明るいところに行くと，最初はまぶしく感じるが，じきに明るさに慣れる．これを明順応といい，視物質が消費されて明るさに対する感度が低下することによる．

視覚の伝導路

神経節細胞の軸索は網膜の視神経乳頭部に集まり，視神経となる．視神経は視神経交叉で左右の内側半分の線維が交叉し，視索と名前を変えた後，外側膝状体でニューロンを替え，視放線となって大脳皮質の後頭葉にある視覚野に投射する（図13-2）．

図 13-2 視覚の伝導路

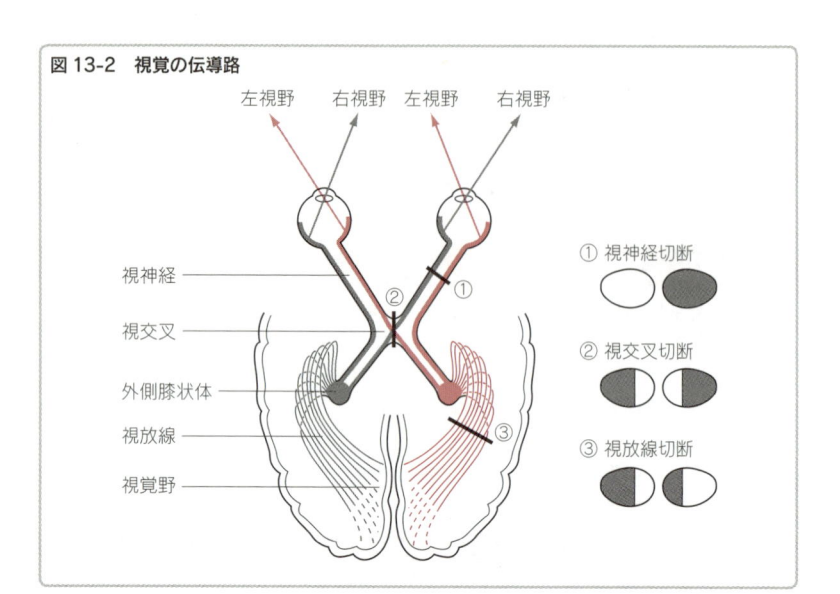

左視野　右視野　左視野　右視野

視神経
視交叉
外側膝状体
視放線
視覚野

① 視神経切断
② 視交叉切断
③ 視放線切断

★盲斑〔マリオット（Mariotte）の盲点〕
　視神経乳頭部には視細胞がないため，光を感じることができない．この見えない領域（中心から外方へ約 15 度）を盲斑（マリオットの盲点）という．

C　聴覚

聴覚器の構成と機能

聴覚器：空気の圧変動である音波刺激を感受する器官で，外耳，中耳，内耳よりなる（図13-3）.
ヒトの聴覚：20 〜 20,000 Hz の周波数の音を捉えることができる.

外耳と中耳

外耳：耳介と外耳道よりなる.
耳介：音を集める集音器の役割を果たす.
外耳道：外側 1/3 は軟骨，内側 2/3 は側頭骨中にある．音波は外耳道を通ってその突き当りの鼓膜を振動させる．

図 13-3 聴覚器の構造

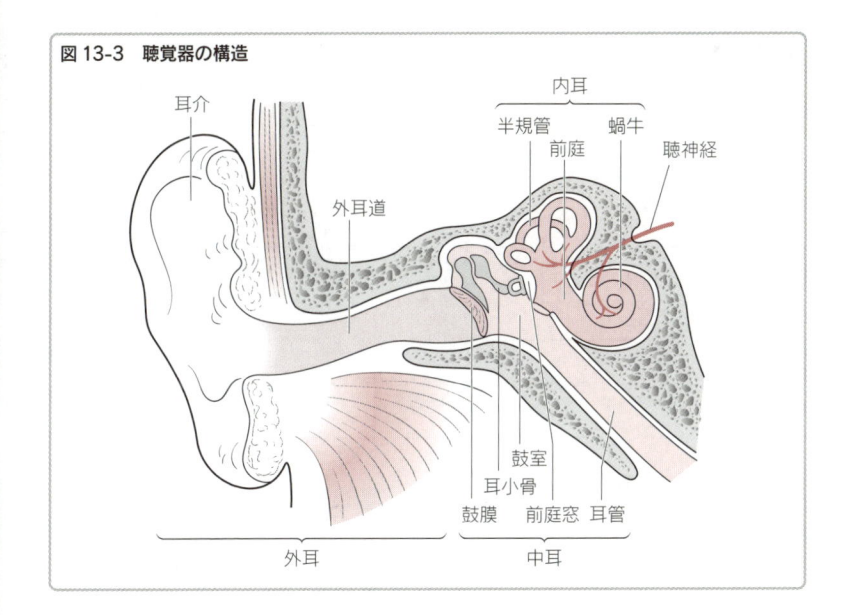

中耳：鼓膜より先，前庭窓までは中耳となる．
鼓膜：鼓膜の振動は中耳にある3つの耳小骨（ツチ骨，キヌタ骨，アブミ骨）を伝わり，中耳と内耳の境の前庭窓の膜を振動させる．鼓膜は前庭窓よりはるかに大きい面積があり，また耳小骨はテコとして働くことから，鼓膜での振動の音圧は20倍以上になってその先の内耳に伝えられる．
耳小骨筋：中耳には鼓膜張筋，アブミ骨筋という2つの小さな筋がある．中耳における音の伝達を低下させ（自分の声を抑制するなど），強大な音から内耳を守る働きをもつ．

内耳

内耳には蝸牛というリンパで満たされたラセン状の器官がある．
蝸牛：蝸牛は前庭階，蝸牛管，鼓室階という3つの階に分かれ，前庭階と鼓室階は外リンパ，蝸牛管は内リンパで満たされる．前庭窓は前庭階に面しており，その振動は外リンパに伝えられ，基底膜を振動させる．
コルチ器：鼓室階と蝸牛管の間には基底膜があり，その上にコルチ器が存在する．コルチ器には有毛細胞とそれに覆いかぶさるようになっている蓋膜があり，振動によってこれらの間に位置のずれや摩擦が生じると，有毛細胞の興奮が起こる．この興奮が中

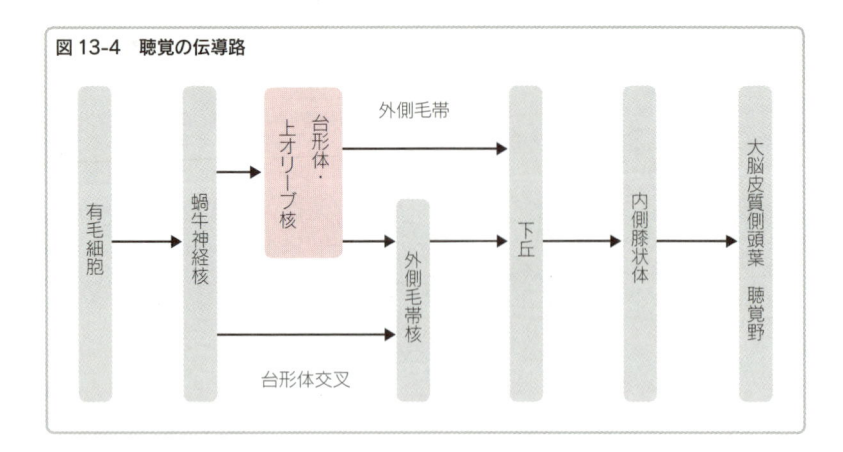

図 13-4 聴覚の伝導路

有毛細胞 → 蝸牛神経核 → 台形体・上オリーブ核 → 外側毛帯 → 下丘 → 内側膝状体 → 大脳皮質側頭葉 聴覚野

台形体・上オリーブ核 → 外側毛帯核 → 下丘

蝸牛神経核 → 外側毛帯核(台形体交叉)

枢に伝えられて，聴覚が生じる．

★伝音系と感音系
　聴覚器は中耳までの伝音系と，内耳から先の感音系とに区分される．そのため聴覚障害も，中耳までの障害である伝音難聴と，内耳以降の障害の感音難聴に大別される．

聴覚の伝導路

　有毛細胞の興奮は蝸牛神経によって中枢に伝えられる．蝸牛神経はラセン神経節を経由し，延髄の蝸牛神経核でニューロンを替える．その後，台形体・上オリーブ核，外側毛帯の中の外側毛帯核などいくつかの核を経由し（これらの核でニューロンを替える場合と替えない場合がある），中脳の下丘，視床の内側膝状体でニューロンを替えて，大脳皮質側頭葉の聴覚野に達する（図 13-4）．

D 平衡感覚

　平衡感覚は身体の姿勢や運動を感じる感覚であり，深部感覚，視覚，前庭感覚が関係している．

前庭の構成と機能

前庭感覚：重力に対する頭部の傾きや，直線運動，回転運動の加速度を感じ取るものである．平衡感覚は内耳の前庭器官で感受される．

前庭感覚の受容器

前庭器官:前庭(球形嚢,卵形嚢)と3つの半規管(三半規管)よりなる.

球形嚢と卵形嚢:球形嚢と卵形嚢の内部には平衡斑と呼ばれる装置があり,頭部の重力方向に対する傾きや直線運動の加速度を検出する.平衡斑には丈の高い有毛細胞があり,その表面はゼラチン状の平衡砂膜(耳石膜)で覆われる.その上に平衡砂(耳石)がのり,重力や加速度で平衡砂が移動すると,その動きは平衡砂膜を通して有毛細胞に伝わり,有毛細胞を興奮させる.卵形嚢は上下方向の,球形嚢は水平方向の加速度を検出する.

三半規管:三半規管は3つのループ状の管である,前・後・外側半規管よりなり,3つの半規管はほぼ垂直に交わる.半規管の内部は内リンパで満たされる.それぞれの半規管の途中に膨大部というふくらみがあり,その中に膨大部稜という有毛細胞の並ぶ部位がある.回転加速度によって中のリンパに流れが起きると,有毛細胞がそれを感受して興奮する.

前庭感覚の伝導路

前庭器官の有毛細胞の興奮は前庭神経によって延髄の前庭神経核に伝えられる.そこでニューロンを交替した後の線維は,小脳,外眼筋の運動核,視床下部,脊髄などに向かう.一部の線維は視床を通り,大脳皮質中心後回の感覚野にも連絡する(図13-5).

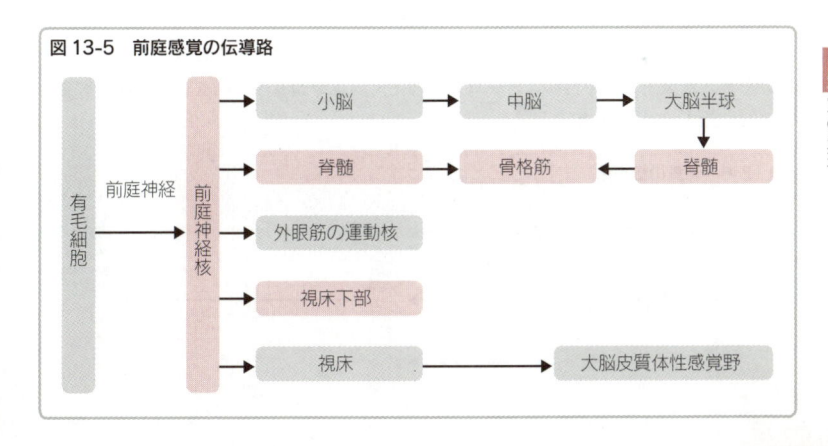

図13-5 前庭感覚の伝導路

有毛細胞 → 前庭神経 → 前庭神経核 →
- 小脳 → 中脳 → 大脳半球 → 脊髄 → 骨格筋
- 脊髄 → 骨格筋
- 外眼筋の運動核
- 視床下部
- 視床 → 大脳皮質体性感覚野

$\mathscr{E}$ 味覚

味覚器の構成と機能

味蕾：味覚は水に溶けた化学物質により起こる感覚で，舌や口腔粘膜（軟口蓋，口蓋垂，咽頭，喉頭）にある味蕾により感受される．味蕾の大部分は舌の茸（じ）状乳頭，葉状乳頭，有郭乳頭に存在する．

味覚の受容器

味細胞：味蕾はつぼみ型をしており，味細胞，支持細胞，基底細胞からなる．味細胞は特定の化学物質の刺激によって興奮する．この興奮は味細胞の基底部にシナプスを形成する味神経によって中枢に伝えられ，味覚が生じる．味細胞は10日ほどで入れ替わるが，新しい細胞は基底細胞からつくられる．

味覚物質

4つの基本味：味覚には甘味，酸味，苦味，塩味の4つの基本の味があるとされる．それぞれの味に対する感度は舌の部位によって異なる．特に各味に敏感な部位は以下のようになる．

甘味…舌尖　　酸味…舌縁　　苦味…舌根　　塩味…舌尖・舌縁

うま味：最近は4つの基本味に"うま味"も加え，5基本味とする考え方もある．

味覚の伝導路

味蕾からの情報は，味蕾の部位により顔面神経（舌の前2/3），舌咽神経（舌の後1/3），迷走神経（咽頭，喉頭）のいずれかを通り延髄の孤束核に伝えられる．ここでニューロンを替えた後，視床で再びニューロンを替え，内包を通り，大脳皮質中心後回基部の味覚野に達する（図13-6）．

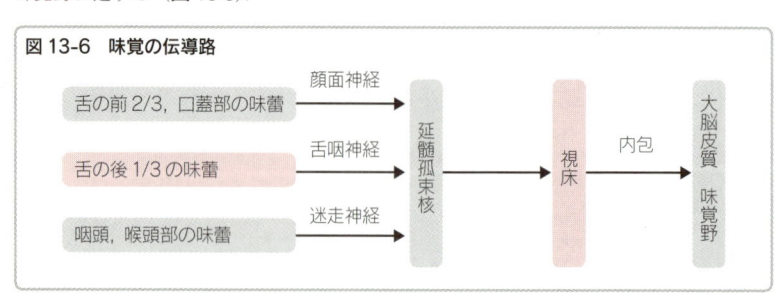

図13-6　味覚の伝導路

部位	神経	→	→	→
舌の前2/3，口蓋部の味蕾	顔面神経	延髄孤束核	視床	大脳皮質 味覚野
舌の後1/3の味蕾	舌咽神経		（内包）	
咽頭，喉頭部の味蕾	迷走神経			

F 嗅覚

嗅覚器の構成と機能

嗅上皮：嗅覚は，鼻腔天井部にある嗅上皮によって感受される．嗅上皮の表面は粘液層に覆われるが，この粘液層に空気中の化学物質が溶けて嗅上皮を刺激することで嗅覚が生じる．嗅覚は非常に順応が早い．

嗅覚の受容器

嗅細胞：嗅上皮には嗅細胞が存在する．嗅細胞は神経細胞である．1つの嗅神経は1種の受容体をもち，においの元となる各種の化学物質の刺激により興奮する．1つのにおいは複数の受容体の組み合わせで感じるので，少ない受容体の種類で多くのにおいをかぎ分けることができる．

嗅覚の伝導路

嗅細胞の軸索は20本ほどに集まって嗅神経となる．嗅神経は篩骨篩板の小孔を通って嗅球に投射する．さらにここから嗅索を通り，前梨状皮質，扁桃体，視床下部，前頭葉の眼窩前頭皮質などに伝えられる．

G 皮膚感覚

皮膚感覚の種類

皮膚感覚には触覚（圧覚を含む），温覚，冷覚，痛覚の4種類がある．

触覚と圧覚：触覚は皮膚の表面に軽く触れたときに起こり，圧覚は圧迫や引っ張られることなどで起こる．どちらも皮膚の変形によって起こり，両者の間には連続的な移行がある．擽感（くすぐったい感覚）は触覚のより弱い感覚である．

温覚と冷覚（温度感覚）：皮膚温および皮膚温の変化を感じる感覚をいう．30〜36℃くらいの温度では，冷たくも温かくも感じない．これを無関温度という．15℃以下では冷覚は冷痛，45℃以上では温覚は熱痛に転じる．ただし，それぞれの感覚は別々の神経が感じる．

痛覚：痛覚には，局在性が明確な，鋭く速い痛み（一次痛）と，灼けつくような鈍い遅い痛み（二次痛）の2種類がある．

皮膚感覚を敏感に感じる点：それぞれの感覚を敏感に感じる点を，触（圧）点，温点，冷点，痛点という．各点の分布密度は部位により異なるが，平均すると1 cm² 当たり

触点 25，温点 1〜4，冷点 2〜13，痛点 100〜200 である．

★2点弁別閾
　皮膚上の2点に刺激を加えたとき，2点として感じることができる最小距離を2点弁別閾という．部位によって異なるが，触点の密度が高い部位では2点弁別閾は低い．

皮膚感覚の受容器の種類と分布

触覚の受容器：触覚の受容器は何種類かあり，それぞれ皮膚の変位の大きさ，変位の速度，変位の加速度（振動）を検出する．無毛部（手掌，足底など）と，有毛部では分布が多少異なる．これらの受容器の求心性線維は Aβ線維である（表13-3）．

温覚・冷覚の受容器：温覚受容器は高い皮膚温と皮膚温の上昇，冷覚受容器は低い皮膚温と皮膚温の低下を敏感に感じる．各受容器は，特定の受容器構造をもたない自由神経終末である．温覚はC線維，冷覚はC線維またはAδ線維によって伝えられる．

痛覚の受容器（侵害受容器）：痛覚の受容器には，一次痛を伝える高閾値機械受容器と，二次痛を伝えるポリモーダル受容器がある．どちらも自由神経終末である（表13-4）．

★内因性発痛物質
　侵害性刺激は，侵害受容器を興奮させると同時に，組織の損傷や炎症を引き起こし，内因性発痛物質を遊離させる．内因性発痛物質として，ブラジキニン，プロスタグランジン，セロトニン，ヒスタミン，H^+，K^+ などがあげられる．これらの物質は侵害受容器を直接興奮させたり，侵害受容器の感受性を高めたりする．

表13-3　触覚の受容器

無毛部	メルケル盤	ルフィニ終末	マイスネル小体	パチニ小体
有毛部	毛盤（触覚盤）		毛包受容器	
順応	遅い	←―――――――――→		早い
検出する変化	変位の大きさ		変位の速度	変位の加速度（振動）

表13-4　痛覚の受容器

受容器の種類	反応する刺激	痛みの種類	求心性線維
高閾値機械受容器	機械的な侵害刺激（強い圧迫など）	鋭い速い痛み（一次痛）	Aδ線維
ポリモーダル受容器	機械的，熱的，化学的などすべての侵害刺激	鈍い遅い痛み（二次痛）	C線維

皮膚感覚の伝導路

触覚・圧覚の伝導路：受容器から脊髄に入った一次ニューロンは同側の後索（後索路）を上行し、延髄の後索核でニューロンを替える。二次ニューロンは対側に交叉した後、内側毛帯を上行し、視床でニューロンを替える。三次ニューロンは内包を通り、大脳皮質中心後回にある体性感覚野に投射する（図13-7）。

温覚・冷覚・痛覚の伝導路：脊髄に入った一次ニューロンは脊髄後角で二次ニューロンに切り替わる。二次ニューロンは対側に交叉した後に前側索を視床まで上行する（脊髄視床路）。視床からの三次ニューロンは体性感覚野に投射する（図13-8）。触・圧覚のうち一部（識別性の低いもの）もこの経路を通る。

頭頸部の伝導路：触・圧覚は三叉神経主知覚核、視床を経て体性感覚野に至る。温覚、冷覚、痛覚は三叉神経脊髄路を下行した後、三叉神経脊髄路核、視床を経て体性感覚野に至る。

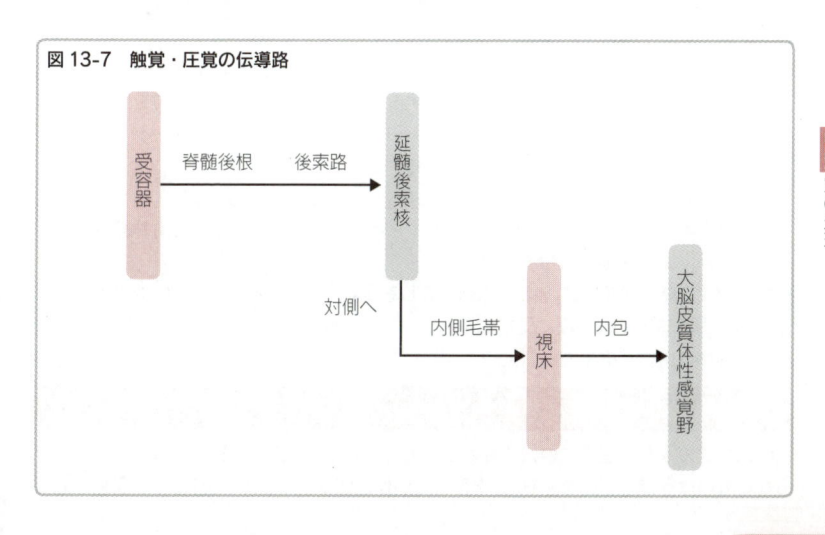

図13-7 触覚・圧覚の伝導路

受容器 →(脊髄後根)→(後索路)→ 延髄後索核 →(対側へ)→(内側毛帯)→ 視床 →(内包)→ 大脳皮質体性感覚野

感覚の生理

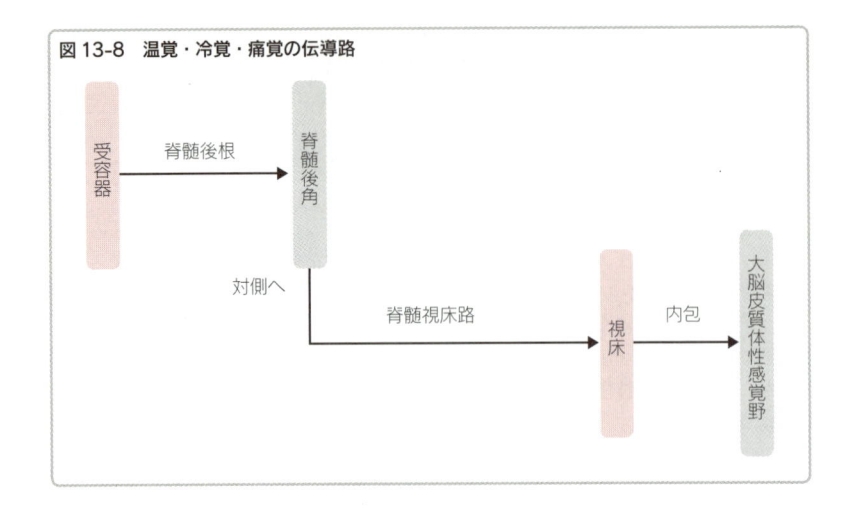

図 13-8　温覚・冷覚・痛覚の伝導路

受容器 →(脊髄後根)→ 脊髄後角 →(対側へ)→(脊髄視床路)→ 視床 →(内包)→ 大脳皮質体性感覚野

H 深部感覚

深部感覚の受容器

深部感覚は，皮膚以外の体性感覚で，運動感覚，振動感覚，深部痛覚が含まれる．筋，腱，関節，骨膜，靱帯など深部に受容器が存在する．

運動感覚：身体各部位の位置や位置の変化，物の重さなどを感じる感覚をいう．

運動感覚の受容器：筋の伸長，張力を受容する筋紡錘，腱紡錘，関節運動を感受する関節受容器がある．

筋紡錘：骨格筋に存在し，筋の伸展を感知する受容器．

ゴルジ腱器官（腱受容器）：腱に存在し，筋の張力を感知する受容器．

関節受容器：関節包，靱帯，骨膜にはルフィニ終末，パチニ小体，自由神経終末などがあり，関節運動を感知する．

振動感覚：皮膚，深部組織に加わる振動を感じる感覚をいう．受容器はパチニ小体である．

深部痛覚：深部痛覚は一般に局在性に乏しく，持続性の鈍痛であるという特徴をもつ．受容器は自由神経終末である．

深部感覚の伝導路

深部感覚のうち，意識にのぼるものは後索路を上行して大脳皮質に至る．意識にのぼらないものは脊髄小脳路を上行し，脊髄あるいは延髄でニューロンを替え，小脳脚を通っ

て小脳に送られる．

I 内臓感覚

内臓感覚は意識にのぼる感覚とのぼらない感覚からなる．意識にのぼる感覚には，臓器感覚と内臓痛覚が含まれる．意識にのぼらない感覚は，自律機能の反射調節にかかわっている．

臓器感覚

飢餓感，渇き，吐き気，尿意，便意などの感覚をいう．この強い感覚は視床下部，大脳辺縁系にも伝わり，自律機能や情動の変化をももたらす．

内臓痛覚

臓器の過度の伸展や収縮，化学的刺激や血流障害などにより，内臓痛覚が生じる．局在性に乏しく，吐き気などの自律神経性の反応も引き起こす．

関連痛

内臓などに異常があると，皮膚の特定の部位に痛みを感じたり，感覚過敏が起きたりすることがある．これを関連痛という．

内臓および皮膚からの痛覚を伝える線維は，同じ脊髄分節であればどちらも同じ後角ニューロンに接続する．そのため大脳皮質では，上行してきた痛覚の情報が内臓からのものであっても，皮膚からのものと捉えてしまい，関連痛が起こると考えられている．

演習問題 — 感覚の生理

1. 感覚刺激を大きくしていったとき，異なる大きさと区別できる最初の大きさを（　　　）という．
2. 視細胞のうち，明暗の識別にかかわるのは（　　　）細胞で，網膜の（　　　）部に多い．
3. 視細胞のうち，色の識別に関与するのは（　　　）細胞で，網膜の（　　　）部に多い．
4. 眼の焦点調節は（　　　）の厚みを変えることで行われ，その調節を行うのは（　　　）筋である．
5. 近くを見るときは水晶体の厚みが（　　　），遠くを見るときは水晶体の厚みが（　　　）．
6. 近くにあるものを見つめたとき，両眼の視軸が寄ると同時に縮瞳が起こる現象を（　　　）反射という．
7. 中耳には（　　　），（　　　），（　　　）の3つの耳小骨がある．
8. 内耳の前庭階と鼓室階は（　　　），蝸牛管の中は（　　　）で満たされる．
9. 聴覚は内耳にある蝸牛管の中の（　　　）器にある（　　　）細胞が興奮することで生じる．
10. 有毛細胞の興奮は（　　　）神経によって中枢に伝えられる．
11. 味覚は舌の茸状乳頭，葉状乳頭，有郭乳頭などにある（　　　）によって感受される．
12. 4つの基本味には（　　　）味，（　　　）味，（　　　）味，（　　　）味がある．最近ではこれに（　　　）味を加えて5基本味とする考え方もある．
13. 嗅覚は（　　　）上皮にある（　　　）細胞により感受される．
14. 皮膚感覚には（　　　）覚，（　　　）覚，（　　　）覚，（　　　）覚がある．
15. 30〜36℃くらいの冷たくも暖かくも感じない温度を（　　　）温度という．
16. 触覚を伝える線維は（　　　）線維である．
17. 二次痛の受容器は（　　　）受容器である．
18. 深部感覚には（　　　）感覚，（　　　）感覚，深部痛覚などがある．

19 運動感覚の受容器には，筋紡錘，腱器官，(　　　)がある．
20 内臓などに異常がある場合に，皮膚の特定の部位に痛みを感じたり感覚過敏が起きたりすることを(　　　)痛という．

CHAPTER 14

生 殖

　生殖の役割は種の維持のため，子孫をつくることである．男女の配偶子（精子と卵子）が受精し，遺伝子を伝える．

A 染色体

　ヒトの染色体は 46 本，同じ形をした染色体（相同染色体）が 2 本ずつ存在する．このうち常染色体が 22 対（44 本），残りの 2 本が性を決定する性染色体で，Y 染色体と X 染色体がある．男性は XY，女性では XX の組み合わせとなる．
　22 対の常染色体には大きいものから番号（1〜22 番）がついており，第 1 染色体が最も大きい．

遺伝と染色体

　相同染色体は父と母から 1 本ずつ受け継いだ 2 本の染色体である．染色体は DNA（遺伝子）を含んでおり，親から子に遺伝子が伝えられる．2 本の相同染色体に含まれる DNA には同じ役割をもつ遺伝子がそれぞれ並んでいる．

血液型の遺伝：血液型 ABO 式は赤血球の細胞膜にある抗原，A と B によって決まる．O 型では A や B の抗原が存在しない（2 章参照）．

　これらの抗原は常染色体（第 9 染色体）にある遺伝子によってつくられる．例えば，父から A という抗原をつくる遺伝子 A をもらい，母から抗原をつくらない遺伝子 O を受け継いだとすると，その子は A 型の血液となる．この遺伝子型を AO と記述する．A 型には AA の遺伝子をもつ人もいる（表 14-1）．

　血液型には Rh 式も存在する．これも赤血球膜の抗原 Rh 因子の存在によって，Rh 陽性，Rh 陰性に分けられる．Rh 因子に関わる遺伝子が常染色体に存在する．両親から Rh 因子をつくらない遺伝子を受け継いだ場合のみ，Rh 陰性となる．

表 14-1　血液型と遺伝子

血液型	遺伝子
A	AA または AO
B	BB または BO
AB	AB
O	OO

表14-2 ヒトの主な染色体数異常と疾患

染色体異常	疾患
第21番染色体トリソミー	ダウン症候群,精神遅滞,心臓異常
XO（X染色体モノソミー）	女性：ターナー症候群,卵巣欠如
XXY	男性：クラインフェルター症候群,精巣萎縮,不妊

相同染色体は通常2本であるが,3本ある異常をトリソミー,1本の場合モノソミーという.

伴性遺伝：X染色体による遺伝を伴性遺伝という.男女の性によって著しく異なる.性染色体のXに比べて,Y染色体は著しく小さい.Y染色体に存在する遺伝子数はX染色体の1/10以下で,精子形成に関与する遺伝子が多い.女性はXX,男性はXYなので,男性はX染色体1本だけをもつ.もし,X染色体に異常な遺伝子が受け継がれた場合は,男性にその症状が現れるが,女性は2本のX染色体のうち1本が異常であっても,他方が正常であれば症状は現れない.例えば,色盲（赤緑色覚）の遺伝子はX染色体に存在するため,色盲のほとんどは男性にみられる（13章参照）.

染色体数の異常と疾患：23対の染色体のうち,ある特定の相同染色体が2本以外の数（3本または1本が多い）をもつ場合,異数性という.トリソミー（23対の相同染色体のうち特定の1対のみが3本）やモノソミー（1対のみが1本）を生じる.このような場合,通常,流産となるが,性染色体と21番染色体にトリソミーをもつ胎児は誕生し,大人まで生存可能である（13番,18番のトリソミーも誕生するがたいていは生後2～3カ月で死亡する）（表14-2）.

B 性分化

生殖腺・副生殖器の性分化

生殖腺の分化：初期（胎生第6週）の胎児は男性も女性も同じ形の生殖腺をもっている.Y染色体に存在する特別の遺伝子が働くと,生殖腺は精巣に分化し,男性となる.

副生殖器の分化：精子や卵子を運ぶ管はウォルフ管やミュラー管から分化する.胎児の初期では男女の差はみられないが,精巣が形成されると,精巣のホルモンによってウォルフ管が発達し,ミュラー管が退化する.一方,女性の胎児では,ウォルフ管が退化し,ミュラー管が発達する.

男性の副生殖器：ウォルフ管から精管,精巣上体,精嚢が生じる.

女性の副生殖器：ミュラー管から卵管，子宮，腟上部が生じる．

思春期における身体の性差

思春期になると，生殖腺から男性ホルモン（アンドロゲン）や女性ホルモン（エストロゲンやプロゲステロン）が分泌され，男性あるいは女性らしい体型をつくる．

二次性徴：思春期以降に生じる性的な特徴（女性の乳房が発達し，男性にひげが生えることなど）をいう．

C 男性生殖器

構 成

精子をつくる精巣と精子を運ぶ管（精巣上体→精管→射精管→尿道）がある．管には腺（精囊，前立腺）が液体を分泌し，精子とともに精液をつくる．これら内生殖器のほかに，外生殖器として陰茎，陰嚢がある．

精子形成

精巣：精巣にある精細管の中で精子が形成される．また，精細管の外に存在するライディッヒ細胞（間質細胞）は，男性ホルモン（アンドロゲン）を分泌する．アンドロゲンの主体はテストステロンである．

精細管：管の内壁に接する精原細胞（精祖細胞）は，分裂しながらセルトリ細胞に沿って内腔に進む．減数分裂に入ると精母細胞となり，減数分裂を終えると成熟して精子になる．セルトリ細胞はこれらの精子をつくる細胞を保護し，栄養を与える．

精子形成の調節：下垂体前葉のホルモンであるFSH（卵胞刺激ホルモン）や精巣のアンドロゲンはセルトリ細胞に働き，精子形成を促す．下垂体前葉ホルモンのLH（黄体形成ホルモン）はライディッヒ細胞に働き，アンドロゲンの分泌を高める．

勃起と射精

性的興奮が高まると，陰茎に勃起，続いて射精が起こる．これは基本的には陰茎への刺激による脊髄反射によって起きるが，脳からの影響も受ける．

勃起：勃起が生じるのは，陰茎の中にある海綿体に血液が充満するためである．仙髄からの副交感神経の作用によって海綿体に分布する細動脈が拡張し，海綿体が膨張する．膨らんだ海綿体が静脈を圧迫し，血液の搬出を抑制することにより起こる．

射精：射精は腰髄に由来する交感神経に支配される．精巣上体と精管の平滑筋が収縮して精子が押し出され，同時に精囊や前立腺からも液体を分泌し，射精に至る．1回に射精される精液には約3億の精子が含まれる．

D 女性生殖器

構 成

卵子をつくる卵巣と卵子を運ぶ管（卵管），胎児を育てる子宮，また交接器として腟がある．外生殖器には，陰核，小陰唇，大陰唇がある．

卵巣と卵子形成

卵巣は卵子をつくるほか，卵巣ホルモン（女性ホルモン）を分泌する．

卵母細胞：精鞘とは異なり，生後，卵巣ではすべての生殖細胞は卵母細胞（第一減数分裂前期）の段階で休止し，増殖はしない．大多数の卵母細胞は一生を通し，成熟することなく死んでいく．少数の卵母細胞だけが成熟し，排卵直前に減数分裂を再開する．

卵胞の成熟と排卵：卵胞は1個の卵母細胞とその周りを覆う顆粒細胞（卵胞上皮細胞）からなる．出生時には，卵巣に約100万個の原始卵胞が存在する．一生のうち，排卵される卵母細胞は400個ほどである．

思春期を迎えると少数の卵胞が発達し，排卵，月経が始まる．これは脳（視床下部）からLHRH（黄体形成ホルモン放出ホルモン）というホルモンが分泌されるためである．LHRHは下垂体のLH（黄体形成ホルモン）やFSH（卵胞刺激ホルモン）を分泌させ，卵胞を発達，成熟させる．LHは卵巣の成熟卵胞に働き，排卵を起こさせる．

性周期

女性の生殖器にはおよそ28日の性周期がある．月経の最初の日を第1日とする．性周期において変化がみられるのは主に卵巣（卵巣周期）と子宮内膜（月経周期）である（図14-1）．

卵巣周期：卵胞期，排卵期，黄体期からなる．

(1) **卵胞期**（第1～14日）：FSH分泌が上昇し，少数の卵胞が発達しはじめる．このうち，1個の卵胞だけが成熟し（成熟卵胞＝グラーフ卵胞），他の発達した卵胞は退縮する（閉鎖卵胞）．成熟卵胞からエストロゲンが分泌され，排卵直前にピークに達する（このエストロゲンがLHサージを誘発する）．

(2) **排卵期**（第14日ごろ）：下垂体からLHが一過性に大量に分泌され（LHサージ），成熟卵胞に作用し，排卵が起こる（脳からのLHRHがLHサージを引き起こすので，排卵期は脳のリズムが決めていることになる）．

(3) **黄体期**（第14～28日）：排卵後の成熟卵胞は，残った顆粒細胞が肥大し，黄体を形成する．黄体は，黄体ホルモン（プロゲステロン）やエストロゲンを活発に分泌するが，まもなく黄体は退化し白体となる．しかし，卵子が受精して着床した

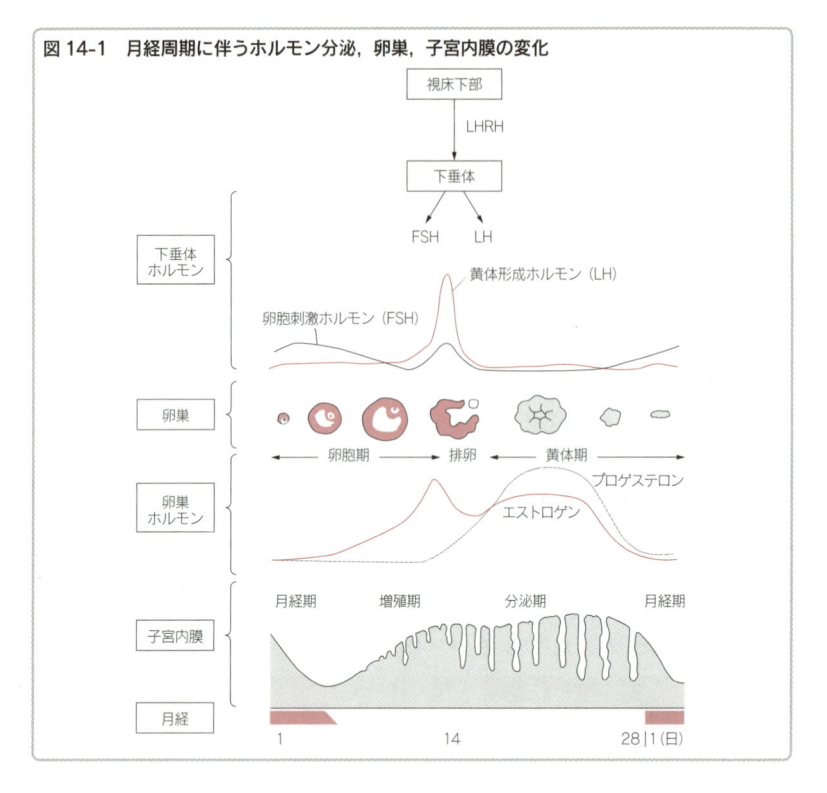

図 14-1　月経周期に伴うホルモン分泌，卵巣，子宮内膜の変化

場合，黄体はその活動を続け，妊娠黄体となって，妊娠を維持させる．排卵後，黄体期では基礎体温が高くなる．これはプロゲステロンが上昇するためである．

月経周期：子宮内膜の変化（月経期，増殖期，分泌期）は，卵巣からのホルモンによって生じる．

(1) **月経期**（第1～5日）：月経は子宮内膜（子宮の粘膜）の表層（機能層）が壊死して起こる．これは内膜を栄養するラセン動脈が閉塞するためである．ラセン動脈は，黄体の退化によってエストロゲン，プロゲステロンが低下するために閉塞する．

(2) **増殖期**（第5～14日）：子宮内膜に残った深層（基底層）から増殖が始まり，機能層が再生する．

(3) **分泌期**（第14～28日）：卵巣周期の黄体期に相当する．黄体から出るプロゲステロンとエストロゲンによって，子宮内膜はより肥厚し，子宮腺（内膜腺）から粘液が分泌されて胚が着床する準備が整う．

E 妊娠と分娩

受精，着床

卵管の膨大部で精子が卵子に入り込み受精が起こる．受精卵は分裂（卵割）をしながら子宮に達し，胚盤胞となって受精後6日で子宮に着床して妊娠が成立する．

胎盤

胎盤の形成：着床した胚は子宮内膜に入り込み，子宮内膜の細胞は肥大・増殖して脱落膜を形成する．胎児の膜（絨毛膜）と子宮の脱落膜は特定の部位で発達し，円盤状の胎盤を形成する．その2枚の膜の間に母親の血液を含む．胎児は，胎盤の母親の血液から栄養と酸素をもらう．しかし，胎児と母親の血液は混ざることはない．

胎盤のホルモン：胎盤ホルモンを合成するのは胎児の絨毛膜である．初期にはヒト絨毛性性腺刺激ホルモン（hCG）を分泌し，母親の卵巣の黄体を刺激し，その活動を維持させる．このため，母親の月経は起こらない（このhCGは妊娠の診断に利用される）．ついで，妊娠4か月ころになるとプロゲステロン，エストロゲンを分泌し，妊娠の維持には母親の卵巣は不要となる．さらに，成長ホルモン様とプロラクチン様の作用をあわせもつヒト胎盤性ラクトゲンも分泌する．

分娩

出産が近づくと，下垂体からオキシトシンや子宮内膜から生理活性物質プロスタグランジンが分泌され，子宮体の平滑筋が収縮し（陣痛），胎児が分娩される．

乳汁分泌

卵巣ホルモン（エストロゲンとプロゲステロン）とプロラクチンが乳腺を発達させる．下垂体前葉から分泌されるプロラクチンは乳汁の生産分泌を高め，下垂体後葉から分泌されるオキシトシンは腺房を収縮し，乳汁を排出させる．乳児が母親の乳首を吸うと，オキシトシンが分泌され，乳汁が出る．これを射乳反射という．

生殖

演習問題 — 生殖

1. ヒトの染色体数は（　　　）本である．
2. 男性の性染色体の組み合わせは（　　　）である．
3. 女性の副生殖器は（　　　）管から，男性のは（　　　）管から生じる．
4. 性染色体異常でXXYをもつ人には（　　　）症候群が生じる．
5. 精細胞に栄養を与えるのは精細管の（　　　）細胞である．
6. テストステロンは精巣の（　　　）細胞でつくられ，精巣での（　　　）形成を促進する．
7. 排卵前に濃度が最も高くなる卵巣ホルモンは（　　　）で，続いて下垂体から（　　　）が大量に分泌され，排卵が起こる．
8. 卵巣の黄体期は月経周期の（　　　）期に相当する．
9. 子宮内膜分泌期に血中濃度が最大になるホルモンは（　　　）である．
10. 性周期の長さは約（　　　）日である．
11. 月経が始まるのは，卵巣の中の（　　　）という構造が退縮するためである．
12. 正常の受精は（　　　）で行われ，受精卵は卵割しながら胚盤胞となり，約（　　　）日後に着床する．
13. 月経周期のうち着床が起きるのは（　　　）期である．
14. 母親と胎児の細胞で構成される円盤状の構造は（　　　）である．
15. 妊娠初期に胎盤から大量に分泌されるホルモンは（　　　）で，妊娠の診断にも利用される．
16. 乳頭吸引刺激によって（　　　）反射が起こり，乳汁が射出される．
17. 子宮や乳腺を収縮し，分娩と乳汁射出に関与するホルモンは（　　　）である．
18. 下垂体から出るホルモンで，乳汁生産を高めるのは（　　　）である．
19. 基礎体温を上げたり，受精卵の着床を容易にするホルモンは（　　　）である．
20. 基礎体温は卵胞期と黄体期を比べると（　　　）期のほうが高い．

CHAPTER 15
生体の防御機構

A 防御機構と免疫

抗原

抗原は生体に抗体をつくらせる物質である．蛋白質などの高分子の物質や，ウイルス，細菌，花粉など，生体にとっての異物が抗原となる．一般に，低分子の物質は異物であっても抗原とはならない．しかし，なかには薬物などの低分子でも，高分子に結合することで抗原性（抗体をつくらせる性質）をもつものがある．このような低分子をハプテンという．

免疫反応：つくられた抗体は抗原と特異的に結合する（免疫反応）．これによって抗原は破壊され，無毒化される．

アレルゲン：免疫反応がアレルギーを引き起こす場合，抗原はアレルゲンと呼ばれる．

自己と非自己の識別

生体は，病原菌やウイルスなどの異物（非自己）から，免疫反応によって生命を守っている．しかし，自分の体の成分（自己）に対しては抗体をつくらない．免疫反応は自己と非自己を識別している．

B 免疫系の構成

体表のバリアと体内の免疫システム

生体の表面には，外来の異物に対するバリアとして機能する皮膚の表皮や消化管，気管などの粘膜上皮がある．さらに，バリアを越えて体内に侵入した異物を認識し，排除する免疫システムがある．

細胞

免疫に関与する細胞は白血球であり，骨髄でつくられる（2章参照）．

顆粒球：好中球は細菌などの異物を認識し，貪食する．好酸球も弱い貪食能を示すほか，アレルギーに関与する．好塩基球はⅠ型アレルギー反応を起こす因子となる．

肥満細胞：組織中の肥満細胞（マスト細胞）は花粉症などのアレルギーを引き起こす．

147

マクロファージ（大食細胞）：単球が血管から出て組織に到着したもので，細菌やその他の異物を貪食する．

リンパ球：B 細胞と T 細胞がある．それらの前駆細胞はともに骨髄でつくられる．B 細胞は直接リンパ性組織に配置されるが，T 細胞の前駆細胞はいったん胸腺に入り，成熟し T 細胞となった後，各種リンパ性組織に配属される．

抗 体

リンパ球の B 細胞はヘルパー T 細胞の助けを受けて活性化し，形質細胞に変化し，抗体を生産するようになる．抗体の本体は蛋白質（免疫グロブリン）で，免疫グロブリン（Ig）には，IgG, IgA, IgM, IgD, IgE の 5 種類がある．抗体の 75 % は IgG で，免疫の主役である．IgA は唾液，涙，消化管の粘膜からの外分泌液に含まれる．IgE は肥満細胞の表面に結合する．肥満細胞表面の IgE と抗原（花粉などのアレルゲン）が反応すると肥満細胞からヒスタミンが放出され，アレルギー症状をもたらす．

C 免疫反応の分類

自然免疫と獲得免疫

初期には自然免疫が，続いて強力な獲得免疫が働く．

自然免疫：初期の微生物の侵入・感染に対し素早く対応する，先天的に備わった免疫である．これには好中球やマクロファージ，NK 細胞（ナチュラルキラー細胞）などが関与する．好中球やマクロファージは細菌などの貪食を行う．

獲得免疫（後天性免疫）：主にリンパ球の B 細胞と T 細胞が担い，抗原に対し高度に特異的な免疫反応を行う．初めて出合った抗原に対し，抗体をつくりはじめるのは 1 週間ほど後である．これは，抗原提示を受け，抗原に特異的に反応する T 細胞（ヘルパー T 細胞）が，B 細胞を増殖させ活性化する必要があるためである．

二次免疫応答：一度，ウイルスや細菌に感染すると，次に感染しても病気になりにくい．これは獲得免疫に感染の記憶が残っており，二度目に同じ病原体が侵入したとき，素早く免疫反応が起こるからである（二次免疫応答）．このことを利用して，病気を予防するためワクチン接種が行われる．

液性免疫と細胞性免疫

免疫には液性因子によるものと細胞によるものがある（2 章参照）．

液性免疫：抗体を中心とした免疫系．抗体は体液に溶けて作用するので，液性免疫（体液性免疫）という．

細胞性免疫：ウイルス感染細胞や病原菌，癌細胞などを直接に破壊する細胞がある．こ

れらの細胞による免疫を細胞性免疫という．細胞傷害性 T 細胞（キラー T 細胞），NK 細胞，マクロファージなどが関与している．

D 炎症とアレルギー

炎症とアレルギーは免疫反応によって引き起こされる現象である．

炎症

炎症は，一般に発赤，熱感，膨張，疼痛，機能障害という 5 つの徴候を示す．抗原が体内に侵入すると，周りの細胞から種々の活性物質が放出され炎症が起こる．炎症部で生じた活性物質は，多数の好中球やマクロファージを集め，防御反応が引き起こされる．

アレルギー

アレルギーも炎症の一種である．アレルギーとは通常の曝露量では無害な物質（花粉，ダニ，食物，薬物など）に対し，免疫反応による過剰な炎症が生じ，自分の器官，組織を傷つける現象である．このような異物を抗原（アレルゲン）という．

アレルギーの症状：花粉症やじんま疹，湿疹などを生じる．これは主に，肥満細胞の表面に付着した IgE にアレルゲンが結合し，肥満細胞に含まれるヒスタミンなどが分泌されるために生じる．ヒスタミンは血管の透過性を高め，また気管支喘息も引き起こす．

自己免疫疾患

自己免疫：通常は非自己に対して免疫反応が生じるが，まれに自己（自分の体）の成分に対しても免疫反応が起こることがある．これを自己免疫という．

自己免疫疾患：自己免疫反応の結果，自分自身の体が損傷を受けて，自己免疫疾患をきたす．関節リウマチ，全身性エリテマトーデス（SLE），1 型糖尿病，橋本病などの疾患がある．

演習問題 — 生体の防御機構

1. 外分泌液に含まれる免疫グロブリンはIg（　　　）である．
2. 肥満細胞と結合する免疫グロブリンはIg（　　　）である．
3. 血漿中に最も多い免疫グロブリンはIg（　　　）である．
4. 形質細胞に変化するリンパ球は（　　　）である．
5. ウイルス感染細胞を破壊するのは（　　　）T細胞である．
6. 抗体を産生するのは（　　　）リンパ球である．
7. 抗体を中心とした免疫を（　　　）性免疫という．
8. ヒスタミンを放出する細胞は（　　　）である．
9. 細菌を貪食する白血球は（　　　）と（　　　）である．
10. 炎症の5つの徴候とは（　　　），（　　　），（　　　），（　　　），（　　　）である．

解答 Answer

CHAPTER 1　総論

1. 細胞外
2. リン脂質
3. 核　ミトコンドリア
4. リソソーム
5. ミトコンドリア
6. 解糖
7. ATP
8. 浸透
9. ATP　能動
10. ナトリウムポンプ
11. 60　20
12. 40
13. ナトリウム　カリウム
14. リン酸
15. 蛋白質
16. 組織液
17. 7.4
18. 重炭酸　アシドーシス
19. 290
20. 0.9

CHAPTER 2　血液

1. 弱アルカリ　血漿成分
2. アルブミン　グロブリン
3. 骨髄　120
4. ヘモグロビン　酸素
5. エリスロポエチン
6. 単球　リンパ球
7. 好中　好酸　好塩基
8. マクロファージ
9. B　T　NK(ナチュラルキラー)
10. 防御
11. 形質
12. 液性
13. T　細胞性
14. 無核
15. 止血
16. 血小板
17. フィブリン
18. プラスミン
19. A　B
20. O

CHAPTER 3　循環

1. 右心房　右心室　左心房　左心室
2. 三尖弁　僧帽(二尖)
3. 洞房結節
4. 固有　特殊
5. ヒス束　プルキンエ線維
6. スターリングの法則
7. 心周期　収縮　拡張(弛緩)
8. 等容性収縮　駆出　等容性弛緩　充満
9. 動脈　毛細血管　静脈
10. 大動脈　細動脈
11. 大静脈　細静脈
12. 抵抗
13. 容量
14. 毛細血管　交換
15. 血圧

16 収縮期　拡張期
17 延髄
18 圧受容器
19 血液脳関門
20 冠状動脈

CHAPTER 4　呼吸

1 気道
2 ガス
3 外肋間
4 内肋間
5 陰
6 安静
7 残気量
8 予備吸気量
9 1秒
10 肺胞換気量
11 コンプライアンス
12 高
13 酸素
14 pH　血液温度
15 二酸化炭素
16 水素　重炭酸
17 延髄　自動
18 迷走　呼息
19 二酸化炭素
20 心不全

CHAPTER 5　栄養と代謝

1 糖質(炭水化物)，蛋白質，脂質
2 無機質(ミネラル)　ビタミン
3 ミネラル　ナトリウム　カリウム　カルシウム
4 グルコース(ブドウ糖)　フルクトース(果糖)　ガラクトース
5 スクロース(ショ糖)　マルトース(麦芽糖)　ラクトース(乳糖)
6 アミノ酸
7 コレステロール
8 LDL　HDL
9 A　D　E　K
10 筋力低下　痙攣
11 壊血病　貧血
12 同化
13 細胞質基質　2
14 ミトコンドリア　38
15 グルコース　グルコース
16 脂肪
17 4　4　9
18 1　0.7　0.8
19 基礎代謝量
20 特異動的作用

CHAPTER 6　消化と吸収

1 アウエルバッハ(筋層間)　マイスネル(粘膜下)
2 延髄
3 分節　振子　蠕動
4 大蠕動
5 体性(陰部)
6 ムチン
7 デンプン
8 1.0
9 塩酸　ムチン
10 ペプシン　蛋白質
11 トリプシン　キモトリプシン
12 リパーゼ
13 ガストリン

14 コレシストキニン
15 セクレチン　胃液　重炭酸イオン
16 グリコーゲン
17 クッパー
18 肝臓　胆嚢
19 脂肪
20 副交感　交感

CHAPTER 7　体温とその調節

1 核心　外殻
2 0.8　0.5
3 3〜6　3〜6
4 皮下脂肪　体温調節
5 黄体
6 甲状腺
7 非ふるえ
8 運動
9 皮膚血管の収縮　対向流交換系
10 輻射
11 蒸発
12 手掌
13 エクリン
14 アポクリン
15 うつ熱
16 熱中
17 上昇　下降
18 インターロイキン1　インターフェロン
19 PGE_2
20 NaCl損失　脱水

CHAPTER 8　尿の生成と排泄

1 髄質
2 ボーマン嚢　尿細管
3 血漿膠質浸透圧　ボーマン嚢圧
4 浄化
5 イヌリン
6 近位　能動
7 水
8 K^+
9 遠位
10 バソプレッシン
11 バソプレッシン
12 アミノ酸
13 腎性
14 Tm
15 pH
16 H^+　アシドーシス
17 橋
18 仙髄
19 副交感
20 陰部

CHAPTER 9　内分泌

1 後葉
2 ステロイド
3 成長ホルモン　副腎皮質刺激ホルモン　甲状腺刺激ホルモン
4 成長ホルモン
5 基礎代謝
6 強い
7 低下（減少）
8 アドレナリン　交感
9 グルカゴン
10 副腎皮質刺激ホルモン（ACTH）
11 コルチゾル　テストステロン
12 バソプレッシン　オキシトシン
13 サイロキシン
14 糖質コルチコイド

15 甲状腺ホルモン
16 テストステロン
17 肝臓
18 副腎髄質
19 パラソルモン　上昇
20 レニン　アルドステロン

CHAPTER 10　骨の生理とカルシウム代謝

1 緻密　海綿
2 ハバース　フォルクマン
3 関節軟骨　骨端軟骨
4 赤色　黄色
5 膜性　軟骨性
6 テタニー
7 カルシトニン　ビタミンD_3
8 コレステロール
9 カルシウム　腎臓
10 PTH
11 肝　腎
12 低下
13 破骨　骨
14 カルシウム　リン酸
15 カルシトニン
16 骨吸収
17 くる病　骨軟化症
18 エストロゲン　骨粗鬆
19 コラーゲン
20 破骨細胞

CHAPTER 11　神経

1 神経　ニューロン
2 脱分極
3 両方向性　絶縁性　不減衰
4 伝達
5 グルタミン酸　γ-アミノ酪酸（GABA）
6 ランビエの絞輪
7 シュワン
8 胸　腰
9 アセチルコリン
10 後　前　ベル・マジャンディ
11 中脳　橋　延髄
12 中脳
13 橋
14 視床下部
15 大脳辺縁
16 小脳
17 中心前回
18 中心後回
19 α
20 脈絡叢　クモ膜顆粒

CHAPTER 12　筋肉の機能

1 不随意
2 心　平滑
3 赤
4 A
5 H　I
6 トロポニンC
7 α運動
8 アセチルコリン　脱
9 アセチルコリンエステラーゼ
10 横行小管
11 ATP
12 ATP
13 尺
14 単収縮
15 静止長

16 ATP
17 ローマン
18 自動
19 カルモジュリン
20 単

CHAPTER 13　感覚の生理

1 弁別閾
2 杆(状)体　周辺
3 錐(状)体　中心
4 水晶体　毛様体
5 増す　減る
6 輻輳
7 ツチ骨　キヌタ骨　アブミ骨
8 外リンパ　内リンパ
9 コルチ　有毛
10 蝸牛神経
11 味蕾
12 甘　酸　苦　塩　うま
13 嗅　嗅
14 痛　温　冷　触圧
15 無関
16 Aβ
17 ポリモーダル
18 運動　振動
19 関節受容器
20 関連

CHAPTER 14　生殖

1 46
2 XY
3 ミュラー　ウォルフ
4 クラインフェルター
5 セルトリ
6 ライディッヒ　精子
7 エストロゲン　黄体形成ホルモン
8 分泌
9 プロゲステロン
10 28
11 黄体
12 卵管の膨大部　6
13 分泌
14 胎盤
15 ヒト絨毛性性腺刺激ホルモン(hCG)
16 射乳
17 オキシトシン
18 プロラクチン
19 黄体ホルモン
20 黄体

CHAPTER 15　生体の防御機構

1 A
2 E
3 G
4 B細胞(Bリンパ球)
5 細胞傷害性(キラー)
6 B
7 液
8 肥満細胞(マスト細胞)
9 マクロファージ　好中球
10 発赤　熱感　膨張　疼痛　機能障害

索引 Index

和文

あ

アウエルバッハ神経叢…48
アクチンフィラメント…117
アシドーシス…7
アセチルコリン…99, 118
アセチルコリンエステラーゼ…118
圧覚…133
圧受容器…24
圧受容器反射…23
アデノシン三リン酸…3, 41
アデノシン二リン酸…41
アドレナリン…24, 82
アドレナリン作動性線維…102
アポクリン腺…64
アミノ酸…38, 43, 44, 99
アミン類…78
アルカローシス…7
アルドステロン…72, 82
アルブミン…10
アレルギー…13, 147, 149
アレルゲン…147, 149
アンジオテンシンⅡ…82
暗順応…127
安静時呼吸…28
アンチトロンビンⅢ…15
アンドロゲン…83, 142

い

胃液…54
胃液の分泌機序…53
イオンチャネル…3
異化…3, 41
胃回腸反射…50
閾値…95
異数性…141
胃大腸反射…51
一次止血…14
一酸化窒素…99
一般感覚…124
一般内臓運動性神経…101
胃の運動…50
飲作用…5
飲水中枢…108
インスリン…83
インターフェロン…66
インターロイキン…66

う

ウォルフ管…141
右心室…17
右心房…17
うつ熱…66
ウロビリノゲン…12
運動感覚…136
運動野…109

え

栄養素…37
腋窩温…62
液性免疫…13, 148
エクソサイトーシス…5
エクリン腺…64
エストロゲン…83, 142
エネルギー…41
エリスロポエチン…11, 84
遠位尿細管…72
嚥下…49
嚥下反射…105
遠視…127
炎症…149
延髄…103, 104
エンドサイトーシス…5

お

横行小管系…116
黄色骨髄…86
黄体…143
黄体期…143
黄体形成ホルモン…81, 142, 143
黄体形成ホルモン放出ホルモン…143
黄体ホルモン…83
嘔吐反射…105
黄斑…126

横紋構造…116
オーバーシュート…95
オキシトシン…81, 145
温覚…133
温覚受容器…65
温点…133
温度感覚…133
温ニューロン…65
温熱性発汗…64

か

外因性発熱物質…66
外殻温度…62
外眼筋…125
外肛門括約筋…52
外呼吸…27
外耳…128
概日リズム…2, 62
外耳道…128
快中枢…110
解糖…4, 41
解糖系…119
外尿道括約筋…76
回復熱…120
海綿質…86
海綿体…142
外来性神経系…49
化学受容器反射…24
化学的消化…48
蝸牛…129
蝸牛神経…130
拡散…4
学習…111
核心温度…62
覚醒…111
拡張期…18

拡張期血圧…21
獲得免疫…148
角膜…125
下行路…100, 103
過呼吸…35
下垂体…81
下垂体後葉ホルモン…79
ガス交換…31
ガストリン…58, 84
ガストリン細胞…53
活動張力…119
活動電位…95
カテコールアミン…24, 82
過分極…95
花粉症…147
顆粒球…12
顆粒細胞…143
カルシトニン…81, 90
カルバミノ化合物…33
カロリー…45
感覚…124
感覚器…124
感覚記憶…112
感覚受容器…124
感覚神経…124
感覚中枢…124
感覚の順応…124
感覚野…109, 124
換気…27
眼球…125
換気量…29
眼瞼…125
間質液…6
間質細胞…142
冠状動脈…25
間接型ビリルビン…11

関節受容器…136
関節軟骨…87
関節リウマチ…149
完全強縮…118
肝臓…59
桿体細胞…126
間脳…102, 107
寒冷馴化…67
関連痛…137

き

記憶…111
機械的消化…48
気化潜熱…64
気管支喘息…31
季節のリズム…2
基礎代謝…46
基礎代謝量…46, 63
基底層…144
気道…27
気道抵抗…31
機能層…144
機能的残気量…29
基本味…132
キモトリプシン…55
逆説睡眠…111
逆蠕動…51
ギャップ結合…18
吸引反射…105
嗅覚…133
嗅覚野…109
嗅球…133
球形嚢…131
嗅細胞…133
吸収…48, 56
嗅上皮…133

嗅神経…133
吸息…28
吸息中枢…34
嗅脳…109
旧皮質…108
橋…103, 105
胸郭…28
凝固阻止物質…15
胸式呼吸…28
凝集…15
凝集原…15
凝集素…15
強縮…118
橋排尿中枢…76
胸膜腔…29
胸膜腔内圧…29
巨核球…13
局所性調節…24
局所電流…95
極性逆転…95
挙睾筋反射…103
キラーT細胞…149
近位尿細管…72
近距離反射…107
筋原線維…116
近視…127
筋小胞体…116
筋線維…116
筋層間神経叢…48
筋電図…120
筋の疲労…119
筋紡錘…136

く

空腹期の代謝…44
駆出期…19

クスマウル型呼吸…35
屈曲反射…103
屈折異常…127
クボステック徴候…89
グラーフ卵胞…143
クラインフェルター症候群…141
クリアランス…73
グリコーゲン…43
グリセロール…56, 57
グルカゴン…83
グルコース輸送担体…57
グルココルチコイド…82
くる病…91
クレチン病…81
グロブリン…10

け

頸動脈小体…34
血圧…21
血液…9
血液型…15, 140
血液凝固…10
血液凝固因子…14
血液脳関門…25
血液の組成…9
血管…20
血管運動中枢…105
血管の神経支配…23
血球…10
血球成分…9
月経期…144
月経周期…144
血漿…9
血漿カルシウム…88
血漿膠質浸透圧…71

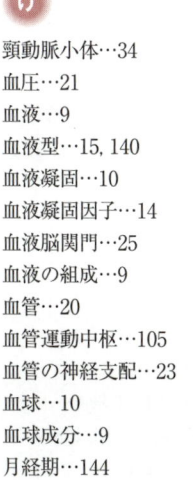

血漿蛋白質…10
血小板…13
血漿流量…73
血清…9
血糖値…83
ケトン体…44
解熱薬…67
減呼吸…35
言語中枢…109
原小脳…106
原始卵胞…143
減数分裂…143
腱反射…104
腱紡錘…136

こ

高圧受容器反射…23
降圧中枢…22
高閾値機械受容器…134
好塩基球…12, 147
高温環境…64
交換血管…21
交感神経系…101
抗凝固因子…15
口腔温…62
高血圧…21
抗原…15, 147
抗原性…147
抗原提示…12, 148
虹彩…127
後索…135
交叉（交差）性伸展反射…104
好酸球…12
膠質浸透圧…7, 10
甲状腺…81

甲状腺刺激ホルモン…81
甲状腺ホルモン…81
抗体…147
好中球…12
後天性免疫…148
興奮…94
興奮収縮連関…118
興奮性シナプス…99
肛門…52
後葉ホルモン…81
呼吸運動の化学反射…34
呼吸運動の随意性…34
呼吸器…27
呼吸商…45
呼吸性アシドーシス…7, 33
呼吸性アルカローシス…7, 33
呼吸中枢…34, 104
呼吸調節中枢…34
呼吸調節反射…106
古小脳…106
呼息…28
呼息中枢…34
五大栄養素…37
骨…86
骨格筋…115
骨格筋の循環…25
骨芽細胞…87
骨吸収…88
骨形成…88
骨形成不全症…91
骨細胞…87
骨質…86
骨髄…86
骨粗鬆症…91

骨大理石症…91
骨端軟骨…87
骨軟化症…91
骨膜…86
ゴナドトロピン…81
古皮質…108
鼓膜…129
固有心筋…18, 121
コラーゲン…87
コリン作動性線維…102
コルチ器…129
コルチコステロン…82
コルチゾル…82
コレシストキニン…58, 84
コレステロール…39
コレステロール代謝…44
コロトコフ音…21
コンプライアンス…31

さ

サーファクタント…31
再吸収…71
最高血圧…21
細静脈…20
再生…94
最低血圧…21
細動脈…20
再分極…95
細胞外液…1, 6
細胞傷害性T細胞…149
細胞性免疫…13, 148
細胞内液…6
細胞内呼吸…27
細胞内小器官…3
細胞膜…2
サイロキシン…81

左心室…17
左心房…17
刷子縁膜酵素…55
酸塩基平衡…33
酸化的リン酸化反応…43
残気率…29
残気量…29
三尖弁…17
酸素解離曲線…12, 32
酸素の運搬…32
酸素分圧…31
三大栄養素…37
三半規管…131

し

耳介…128
視覚…125
視覚野…125, 127
時間肺活量…30
色覚…127
子宮…143
糸球体…70
糸球体ろ過…71
糸球体ろ過量…73
子宮内膜…144
死腔量…30
刺激伝導系…18
止血…14
止血作用…13
自己免疫…149
自己免疫疾患…149
視細胞…126
支持細胞…93
脂質…37, 39, 44
脂質代謝…59
視床…102, 107

視床下核…107	消化管…48	腎盂…69
視床下部…101, 102, 107	消化管壁…48	心音…20
視床下部ホルモン…79	消化管ホルモン…58	神経下垂体…81
耳小骨…129	消化器…48	神経系…93
視床上部…107	消化酵素…55	神経細胞…93
視神経…127	消化腺…48	神経鞘…100
姿勢反射…107	消化ホルモン…52	神経性機序…52
自然免疫…148	条件反射…112	神経線維…97
持続性神経支配…101	上行路…100, 103	神経伝達物質…99
自動能…121	少呼吸…35	神経分泌…79
シナプス…98	硝子体…125	腎血管系…70
シナプス反射…99	脂溶性ビタミン…39, 58	腎血流量…70
自発性活動…101	常染色体…140	心周期…19
脂肪酸…39	小腸液…55	腎小体…70
射精…142	小腸液の分泌機序…54	新小脳…106
射乳反射…145	小腸の運動…50	腎髄質…69
周期的呼吸…35	小脳…102, 106	腎錐体…69
収縮期…18	小脳核…106	新生児呼吸窮迫症候群…31
収縮期血圧…21	小脳性運動失調症…106	腎性糖尿…72
収縮の加重…118	蒸発…64	心臓…17
収束…100	上皮小体…81	腎臓…69
重炭酸イオン…33	上皮小体ホルモン…90	心臓血管中枢…22
十二指腸大腸反射…51	静脈…20	心臓循環…25
終脳…108	初期熱…120	心臓中枢…105
終板部電位…118	食作用…5, 12, 13	心臓の自動能…19
充満期…19	食事誘発性熱産生…46	心臓の神経支配…23
絨毛膜…145	触(圧)点…133	心臓抑制中枢…22
縮瞳…127	食物繊維…37	腎単位…70
受精…145	徐呼吸…35	伸長…88
受動輸送…4, 56	女性生殖器…143	伸張反射…104
主要元素…39	女性ホルモン…83, 142	陣痛…145
シュワン細胞…93	触覚…133	心電図…20
循環中枢…22, 105	暑熱馴化…67	浸透…4
循環の調節…22	徐波睡眠…111	浸透圧…7
昇圧中枢…22	徐脈…19	浸透圧受容器…7
消化…48, 54	自律神経系…101	振動感覚…136

腎のろ過量…71
心肺部圧受容器反射…24
心拍出量…19
心拍数…19
新皮質…108
腎皮質…69
深部温受容器…65
深部感覚…124, 136
深部痛覚…136
心房性ナトリウム利尿ペプチド…24, 84

す

膵アミラーゼ…55, 56
膵液の分泌機序…53
髄質…106, 108
髄鞘…100
水晶体…125
膵臓…83
錐体細胞…126
膵島…83
睡眠…111
水溶性ビタミン…39, 57
膵リパーゼ…55
スクラーゼ…56
スターリングの法則…19
ステロイド…82
ステロイドホルモン…78

せ

精原細胞…142
精細管…142
精子…142
静止長…119
静止張力…119
静止（膜）電位…94

性周期…2, 143
正常呼吸…35
生殖腺…141
精神性発汗…65
性腺刺激ホルモン…81
性染色体…140
精巣…142
精祖細胞…142
生体防御機能…12
生体リズム…1
成長ホルモン…81
精囊…142
正のフィードバック…1
性分化…141
精母細胞…142
生理食塩水…7
赤筋…115
赤色骨髄…86
脊髄視床路…135
脊髄神経…100
脊髄節（髄節性）反射…103
脊髄反射…103
セクレチン…58, 84
絶縁性伝導…96
赤血球…10
節後神経細胞…101
節後ニューロン…101
摂食中枢…108
節前神経細胞…101
節前ニューロン…101
絶対不応期…96
セットポイント…66
セルトリ細胞…142
全か無かの法則…96
線状体…110
染色体…140

全身性エリテマトーデス…149
仙髄排尿中枢…76
前庭…131
前庭感覚…130
前庭器官…131
前庭神経…131
前庭窓…129
蠕動運動…50, 51
全肺容積…29
前葉ホルモン…81
前立腺…142

そ

臓器感覚…137
早筋…115
造血幹細胞…10
増殖期…144
相対不応期…96
相同染色体…140
僧帽弁…17
促進拡散…4
足底反射…103
組織液…6
ソマトスタチン…58, 83

た

ターナー症候群…141
体液…5
体液性機序…52
体液のイオン組成…6
体液の区分…6
体液の恒常性…69
体液の酸塩基平衡…7
体温…62
体温中枢…66

体温調節中枢…65, 108
対光反射…106, 127
対向流交換系…64
代謝…3, 41
代謝性アシドーシス…7
代謝性アルカローシス…7
代謝性血管拡張…25
大静脈…20
大食細胞…148
体性運動性線維…101
体性遠心性線維…101
体性感覚…124
体性感覚性線維…101
体性感覚野…135
体性求心性線維…101
大蠕動…51
大腸の運動…51
大動脈…20
大動脈小体…34
大動脈弁…17
体内時計…2
大脳…102
大脳脚…103
大脳半球…102, 108
大脳皮質…108
大脳辺縁系…109
胎盤…145
胎盤ホルモン…145
対流…64
ダウン症候群…141
唾液…54
唾液アミラーゼ…54, 56
唾液の分泌機序…53
唾液分泌調節反射…106
唾液分泌反射…105
多呼吸…35

脱分極…95
脱落膜…145
多糖類…38
多ユニット平滑筋…121
短期記憶…112
単球…12, 148
胆汁…55, 59, 60
単収縮…118, 122
胆汁の分泌機序…53
単純拡散…4
単純脂質…39
炭水化物…37
弾性血管…20
男性生殖器…142
男性ホルモン…83, 142
胆道…59
単糖類…38
胆嚢…59
蛋白質…37, 38, 44
蛋白代謝…59
単ユニット平滑筋…121

ち

チェーン・ストークス型呼吸…35
遅筋…115
蓄尿…75
腟…143
緻密質…86
着床…143, 145
中耳…129
中心窩…126
中枢…101
中枢化学受容器…34
中枢神経系…93, 102
中脳…103, 106

中脳蓋…103
中脳被蓋…103
聴覚…128
聴覚野…130
長期記憶…112
長脊髄（髄節間）反射…103
腸内細菌…51
懲罰系…110
跳躍伝導…96
直接型ビリルビン…12
直腸温…62

つ

痛点…133

て

低圧受容器反射…24
低温環境…64
低カルシウム血性テタニー…89
抵抗血管…20
テストステロン…83, 142
テタニー…81
電解質コルチコイド…82
電子伝達系…43
伝導…64, 95
伝導性…121

と

同化…3, 41
瞳孔…125, 127
瞳孔反射…106
糖質…37
糖質コルチコイド…82
等尺性収縮…119

糖新生…43
糖代謝…59
等張力性収縮…119
糖尿病…72, 83
等皮質…108
洞房結節…18
動脈…20
等容性弛緩期…19
等容性収縮期…19
トーヌス…101
特異動的作用…46, 63
特殊感覚…124
特殊心筋…18, 121
トリグリセリド…44
トリソミー…141
トリプシン…55
トリヨードサイロニン…81
努力性呼吸…28
努力肺活量…30
トルソー徴候…89
トロポニン…117
トロポミオシン…117
トロンビン…14
貪食作用…13

な

内因性発熱物質…66
内肛門括約筋…52
内呼吸…27
内在性神経系…48
内耳…129
内生殖器…142
内臓運動性線維…101
内臓遠心性線維…101
内臓感覚…124, 137
内臓感覚性線維…101
内臓求心性線維…101
内臓痛覚…137
内尿道括約筋…76
内部環境…1
内分泌腺…78
ナチュラルキラー細胞…12
ナトリウムポンプ…5
軟骨質…87
軟骨性骨化…87

に

二酸化炭素の運搬…33
二酸化炭素分圧…31
二次止血…14
二次性能動輸送…57
二次免疫応答…148
二尖弁…17
日内変動…62
日周期リズム…2
二糖類…38
乳酸…43
乳汁…145
ニューロン…93
尿管…69
尿細管…70
尿素回路…44
尿崩症…72
妊娠…145
妊娠黄体…144

ね

熱産生…63
熱放散…63
ネフロン…70

粘液水腫…81
粘膜下神経叢…48

の

脳…102
脳幹…103, 104
脳循環…25
脳神経…100
脳脊髄液…112
脳電図…110
能動輸送…5, 56
脳波…110
ノルアドレナリン…24, 82, 99
ノンレム睡眠…111

は

パーキンソン病…110
バイオリズム…1
肺活量…29
肺気腫…31
肺胸膜…29
肺硝子膜症…31
背側視床…107
肺動脈弁…17
排尿…75
排尿中枢…75
排尿反射…76, 105
肺胞…27
肺胞換気量…30
肺胞内圧…29
肺迷走神経反射…34
排卵…143
排卵期…143
破骨細胞…87
橋本病…149

バセドウ病…81
バソプレッシン…24, 72, 74, 81
発汗…64
白筋…115
白血球…12
発散…100
発熱…66
発熱物質…66
パラアミノ馬尿酸…73
パラソルモン…81, 90
半規管…131
反射弓…99
反射中枢…104
伴性遺伝…141
半透膜…4

ひ

ビオー型呼吸…35
非温熱性発汗…65
光反射…106
皮質…106, 108
ヒスタミン…149
肥大…88
ビタミン…37, 39
ビタミン D_3…90
必須アミノ酸…38
ヒト絨毛性性腺刺激ホルモン…145
ヒト胎盤性ラクトゲン…145
皮膚温受容器…65
皮膚感覚…124, 133
皮膚の循環…25
非ふるえ産熱…63
肥満細胞…147

微量元素…39
ビリルビン…11
頻呼吸…35
頻脈…19

ふ

ファゴサイトーシス…5
フィードバック調節…1, 78
フィブリノゲン…10, 14
不応期…96, 121
不快中枢…110
不完全強縮…118
副交感神経系…101
複合脂質…39
副甲状腺…81
副甲状腺ホルモン…81
腹式呼吸…28
輻射…64
副腎髄質…82
副腎皮質…82
副腎皮質刺激ホルモン…81
副腎皮質ホルモン…82
副生殖器…141
輻輳反射…107, 127
腹壁反射…103
不減衰伝導…96
浮腫…6
不随意筋…120
不等皮質…108
負のフィードバック…1
プラスミン…15
振子運動…50
プリン誘導体…99
ふるえ産熱…63

プロゲステロン…83, 142
プロスタグランジン…145
プロスタグランジン E_2…67
プロラクチン…81
分節運動…50, 51
分泌期…144
分泌調節の階層性…78
糞便…52
分娩…145

へ

平滑筋…120
平滑筋筋線維…120
平均血圧…21
平衡感覚…130
ペースメーカー…18
壁側胸膜…29
壁内神経叢…48
ヘパリン…15
ペプシノゲン…54
ペプシン…54
ペプチド…99
ペプチドホルモン…78
ヘマトクリット…10
ヘモグロビン…10, 32
ヘリング・ブロイヤー反射…34
ベル・マジャンディの法則…103
変性…94
ヘンレ係蹄下行脚…72
ヘンレ係蹄上行脚…72

ほ

忘却…112

報酬系…110
傍濾胞細胞…81
ボーア効果…33
ボーマン嚢…70
歩調取り…18
勃起…142
ホメオスタシス…1
ポリモーダル受容器…134
ホルモン…78
ホルモン性調節…24
ホルモンの作用…80

ま

マイスネル神経叢…48
膜性骨化…87
膜蛋白質…2
マクロファージ…148
マスト細胞…147
末梢化学受容器…34
末梢神経…100
末梢神経系…93
マルターゼ…55, 56
満腹期（吸収期）の代謝…45
満腹中枢…108

み

ミオシンフィラメント…117
味覚…132
味覚性発汗…65
味覚野…132
味細胞…132
水バランス…6
ミネラル…37, 39
脈圧…21

脈拍…20
ミュラー管…141
味蕾…132

む

無機質…37, 39
ムチン…54

め

明順応…127
メラトニン…84
免疫…147
免疫反応…10

も

毛細血管…21
盲斑…128
網膜…125
毛様体筋…126
モチリン…58
モノアミン…99
モノグリセリド…56, 57
モノソミー…141

や

夜盲症…126

よ

溶血…11
ヨウ素…81
容量血管…20
抑制性シナプス…99
予備吸気量…29
予備呼気量…29

ら

ライディッヒ細胞…83, 142
ラクターゼ…55, 56
ラセン動脈…144
卵管…143
卵形嚢…131
ランゲルハンス島…83
乱視…127
卵巣…143
卵巣周期…143
ランビエの絞輪…100
卵胞…143
卵胞刺激ホルモン…81, 142, 143
卵胞ホルモン…83
卵母細胞…143

り

リポ蛋白質…39
両方向性伝導…96
リン酸カルシウム…87
リンパ管…22
リンパ球…12, 148

る

涙液…125
涙器…125
涙腺…125

れ

冷覚…133
冷覚受容器…65
冷点…133
冷ニューロン…65

レニン…82, 84
レニン-アンジオテンシン-アルドステロン系…74
レニン-アンジオテンシン系…24, 82
レム睡眠…111
連合野…109

ろ

ローマン反応…119

ろ過…4
ろ過圧…71

欧文

ABO式血液型…15
ACTH…81
ADH…81
ADP…41
ATP…3, 41, 43, 119
Aα線維…97
Aβ線維…97, 134
Aγ線維…97
Aδ線維…97, 134
A細胞…83
A線維…97
A帯…117
B細胞…12, 13, 83, 148
B線維…97
Ca^{2+}カルモジュリン複合体…120
CCK…58, 84
C細胞…81
C線維…97, 134
DPG…33
FSH…81, 142, 143
GFR…73
GH…81
GIP…58
GTH…81
hCG…145
H帯…117
IgA…148
IgD…148
IgE…148
IgG…148
IgM…148
LH…81, 142, 143
LHRH…143
LHサージ…143
NK細胞…12
PRL…81
PTH…90
P波…20
QRS波…20
Rh式血液型…15
RPF…73
SLE…149
TCA回路…41
TCA回路-電子伝達系…119
TSH…81
T管…116
T細胞…12, 13, 148
T波…20
VIP…58
Z膜…117
α細胞…83
α波…111
β細胞…83
β酸化…41
β波…111
δ波…111
θ波…111

数字

Ⅰ帯…117
Ⅰa群線維…97
Ⅰb群線維…97
Ⅱ群線維…97

Ⅲ群線維…97
Ⅳ群線維…97
1回換気量…29
1型糖尿病…83, 149

1秒率…30
2型糖尿病…83

新訂　やさしい生理	ISBN 978-4-263-24276-6

2011年 9 月25日　第 1 版第 1 刷発行
2011年12月10日　第 1 版第 2 刷発行

　　　　　著　者　石　橋　治　雄
　　　　　　　　　小　室　正　人
　　　　　　　　　五 十 里 良 生
　　　　　発行者　大　畑　秀　穂
　　　　　発行所　医歯薬出版株式会社

〒113-8612　東京都文京区本駒込 1-7-10
TEL.　(03)5395－7641(編集)・7616(販売)
FAX.　(03)5395－7624(編集)・8563(販売)
　　　　　http://www.ishiyaku.co.jp/
　　　郵便振替番号 00190-5-13816

乱丁，落丁の際はお取り替えいたします	印刷・永和印刷／製本・榎本製本

Ⓒ Ishiyaku Publishers, Inc., 2011　Printed in Japan

本書の複製権・翻訳権・翻案権・上映権・譲渡権・貸与権・公衆送信権（送信可能化権を含む）は，医歯薬出版(株)が保有します．
本書を無断で複製する行為（コピー，スキャン，デジタルデータ化など）は，「私的使用のための複製」などの著作権法上の限られた例外を除き禁じられています．また私的使用に該当する場合であっても，請負業者等の第三者に依頼し上記の行為を行うことは違法となります．

JCOPY ＜(社)出版者著作権管理機構　委託出版物＞

本書を複写される場合は，そのつど事前に(社)出版者著作権管理機構（電話　03-3513-6969，FAX　03-3513-6979，e-mail：info@jcopy.or.jp）の許諾を得てください．